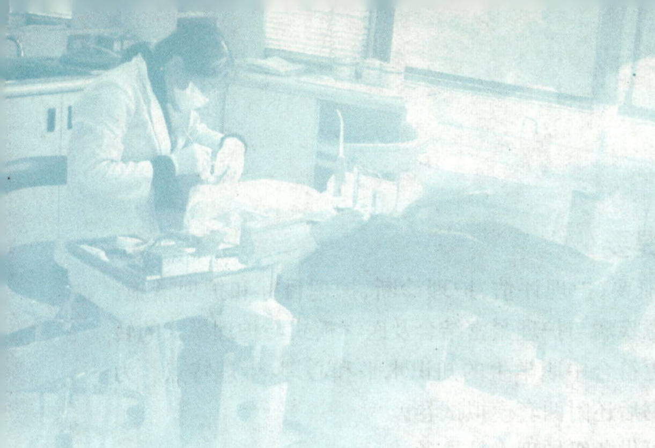

中等卫生职业学校护理专业创新教材

WU GUAN KE HU LI

五官科护理

（可供中职、中专护理专业使用）

主　编　桂　平

副主编　胡雪芬

编　者

江凤英（安徽省芜湖地区卫生学校）

胡雪芬（安徽省计划生育学校）

桂　平（安徽省计划生育学校）

東南大學出版社

·南京·

内容提要

本书主要介绍眼科、耳鼻咽喉科、口腔科疾病的概要、护理评估、护理诊断、护理目标和护理措施。在五官科疾病护理内容中，突出常见病和突发病，注意疾病与护理紧密结合及医学模式与护理模式的转变。本书内容精炼，重点突出、编排新颖、图文并茂，更符合中职学生的知识水平和心理、生理特点。为了便于学生通过职业护士资格考试，除突出重点外，书后还附两套模拟试卷。

本书可作为中职、中专护理专业的教材，同时也可供各级护理人员参考。

图书在版编目(CIP)数据

五官科护理/桂平主编，胡雪芬副主编．—南京：东南大学出版社，2009.7

中等卫生职业学校护理专业创新教材

ISBN 978-7-5641-1710-8

Ⅰ.五… Ⅱ.桂… Ⅲ.五官科学：护理学-专业学校-教材 Ⅳ.R473.76

中国版本图书馆 CIP 数据核字（2009）第 094182 号

五官科护理

出版发行 东南大学出版社
出 版 人 江 汉
社　　址 南京市四牌楼2号
邮　　编 210096
电　　话 (025)83793328
经　　销 新华书店
印　　刷 江苏徐州新华印刷厂
开　　本 787mm×1092mm 1/16
印　　张 9
字　　数 222千字
版　　次 2009年7月第1版第1次印刷
书　　号 ISBN 978-7-5641-1710-8
定　　价 18.00元

《中等卫生职业学校护理专业创新教材》

编委会名单

序

改革开放30年来,我国医学教育不断改革发展,为我国医疗卫生服务水平的不断提高培育了大量人才,做出了突出贡献。其中,护理教育的改革与发展亦取得了显著的成绩。多层次较为完善的护理教育体系的建立,在护理人才培养与促进我国医疗卫生服务水平的不断提高中发挥了重要的作用。中专护理教育是我国护理教育体系一个重要的组成部分,经历了多次教育理念与教学模式的改革,形成了自身的教育教学规律和特点。作为中等职业教育,目前中专护理专业的生源主要是应届初中毕业生。如何按照国家制定的培养目标,适应卫生事业发展对护理人才的要求,通过多种手段,培养出合格的中专护理专业技术人才,是现阶段中等卫生学校护理专业教育教学改革的重要内容,各地都在探讨和研究。

为了切实贯彻党中央和国务院关于大力发展职业教育的指示精神,将职业教育与就业教育紧密联系起来,努力将中专护理人才培养成为“具有一定科学文化素养,德智体美全面发展,具有良好的职业素质、人际交往与沟通能力,熟练掌握专业操作技能,能在各级医疗卫生机构工作的技能型、服务型的高素质劳动者”。近年来,安徽省一些长期在中等卫校工作,具有多年中专护理管理和教学经验的领导、教师,一直在研究和探索如何进一步加强护理专业技术人才的培养。其中,加强教材建设,编写出既符合国家制定的培养目标要求,又适用于现阶段中专护理专业教学实际与学生状况的中专护理教材,是一个重要的方面。安徽省中等卫校的骨干教师，共同编写的这套“中等专业卫生职业学校护理专业创新教材”，是以全国卫生职业教育教学指导委员会2007年编制的新一轮《全国中等职业教育教学计划和教学大纲》为主要依据，按照中专护理专业培养目标的总体要求，注重护理专业基础知识的学习、实践技能的训练和综合素质的培养，努力寻求编写成适合中专护理专业学生使用的，充分体现职教特色、贴近学生社会就业、能调动学生学习积极性、有一定创新性的专业教材，以适应中等护理教育改革与发展的需要。

针对中专护理专业的职业基础课和职业技术课，“中等卫生职业学校护理专业创新教材”共有基础、专业和选修课程三个模块16门，主要供中专护理专业使用，其中的部分职业基础课教材和选修课教材也可供其他中专相关医学专业选择使用。基础课程模块教材包括《人体解剖学基础》、《生理学基础》、《生物化学基础》、《病原生物与免疫学基础》、《病理学基础》、《药物应用护理》、《护理礼仪与人际沟通》7本；专业课程模块教材包括《护理学基础》、《健康评估》、《内科护理》、《外科护理》、《妇产科护理》、《儿科护理》、《五官科护理》、《心理与精神护理》8本；选修课程模块教材为《中等卫生职业学校护理专业选修课教程》1本，内容包括医学遗传学基础、预防医学与健康教育基础、营养与膳食、老年护理、急救护理、社区护理、康复护理、ICU护理、护理伦理学基础、护理管理学基础、医学文献检索、护士执业资格考试简介等12个方面。在教材编写过程中，力求做到综合素质为基础，能力为本位，适应毕业后就业需要与基层工作需要，并为今后发展奠定初步基础。能否达到上述目的，还有待于使用后的效果与科学的评价。

作为中等卫生职业学校护理专业创新教材的首次尝试，由于编者水平和经验等的限制，教材肯定会有不少不足之处，也请使用这套教材和关心中专护理教育的师生、读者等批评指正，提出宝贵意见。

全国卫生职业教育教学指导委员会主任委员

2009年6月

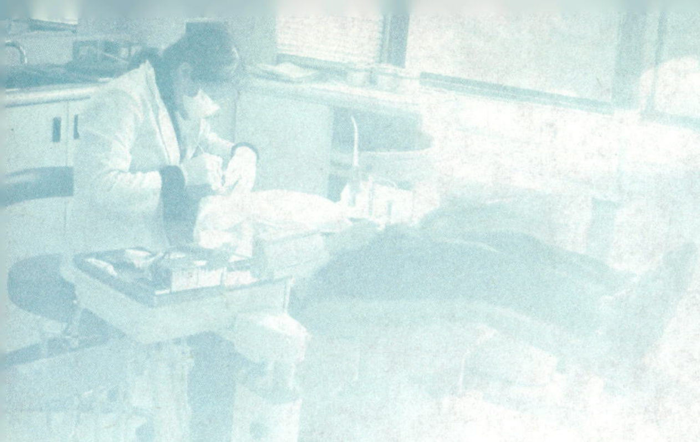

前 言

本教材分为眼科护理(A篇)、耳鼻咽喉科护理(B篇)和口腔科护理(C篇)三篇,共九章。每篇分别介绍眼、耳鼻咽喉及口腔护理的相关知识要点、专科病人的护理及专科护理实践。专科病人护理的内容主要包括疾病要点、护理评估、护理诊断和护理措施四个方面。本教材的编写以职业技能培训为目的,理论知识的多少以“必需、够用”为度,针对中专护生的文化基础、心理、年龄、思维等特点,本教材注重编写形式的创新,在两个方面重点做了尝试,有别于其他教材。其一是将相关疾病的疾病要点归纳成表格形式,对护理内容相同的部分不再赘述,避免了内容重复,大大缩减了篇幅;其二是将专科病人的护理措施一项分解为一般护理、用药护理、护理操作、手术护理和健康教育五个方面进行叙述,以利于学生学习过程中理解和记忆。

编者希望能提供一本教师易教、学生易学的教材,但限于编者的能力和水平,书中难免存在错误和疏漏,恳请使用本教材的师生给予批评指正。

编 者
2009年6月

目　录

A篇　眼科护理

第一章　眼科护理相关知识要点

第二章　眼科病人的护理

第三章 眼科护理实践

B篇 耳鼻咽喉科护理

第四章 耳鼻咽喉科护理相关知识要点

第五章 耳鼻咽喉科病人的护理

第六章 耳鼻咽喉科护理实践

C篇　口腔科护理

第七章　口腔科护理相关知识要点

第八章　口腔科病人的护理

第九章　口腔科护理实践

A篇　眼科护理

第一章 眼科护理相关知识要点

第一节 解剖生理要点

一、解剖要点

眼为视觉器官，由眼球、视路和眼附属器三部分组成。

TIPS 小贴士

全国爱眼日

1992 年 9 月 25 日，天津医科大学眼科教授王延华与流行病学教授耿贯一首次向全国倡议，在国内设立爱眼日，并在天津召开了全国爱眼日第一次研讨会。这一倡议受到眼科学界和眼科专家们的响应。1996 年 1 月 19 日，卫生部、教育部、团中央、中国残联等 12 个部委联合发出通知，将爱眼日活动列为国家节日之一，并确定每年 6 月 6 日为“全国爱眼日”。每年的活动日都有一个主题，旨在宣传防盲知识，提高全民的眼保健意识。

（一）眼球

眼球近似球形，正常成人的眼球前后径平均为 24 mm，垂直径平均为 23 mm，水平径平均为 23.5 mm。眼球位于眼眶前部，前有眼睑保护，后与视神经相连，周围有眶脂肪垫衬。眼球分为眼球壁和眼内容物两部分（图 1－1）。

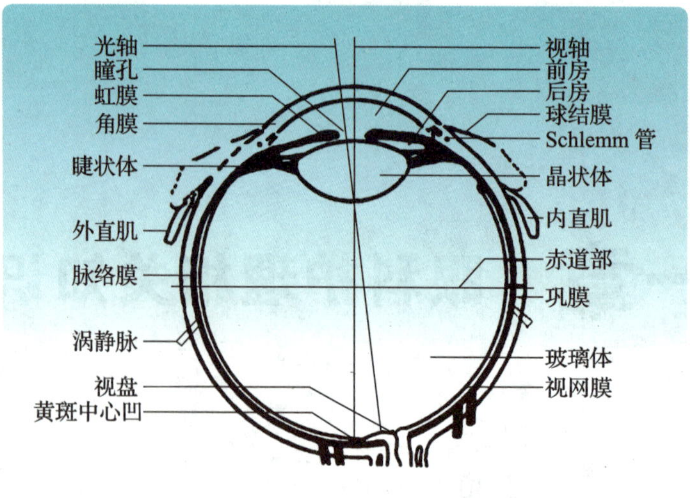

图 1-1 眼球水平切面示意图(左眼)

1. 眼球壁 眼球壁由外层、中层、内层三层膜构成。

外层由纤维膜构成,前面 1/6 为角膜,后面 5/6 为巩膜,两者移行部为角巩膜缘。角膜为透明膜,无血管,有丰富的三叉神经末梢纤维分布,感觉敏锐。巩膜前接角膜,在后部有视神经纤维束穿出眼球,巩膜表面有四条直肌和两条斜肌附着。角巩膜缘是角膜和巩膜的移行区。内眼手术多在该区做切口。

中层为葡萄膜,因富含血管和色素又称血管膜、色素膜。自前向后分为虹膜、睫状体和脉络膜三部分。虹膜中央有一直径为 2.5～4 mm 的圆孔,称瞳孔。睫状体内侧环绕晶状体赤道部有悬韧带互相联结。脉络膜介于视网膜和巩膜之间,是一层含有大量血管和色素细胞的薄膜。

内层为视网膜。视网膜上视神经纤维在眼球后部汇集穿出眼球,该处为境界清晰的淡红色圆形结构,称为视盘,也称视乳头。视盘中央凹陷区称为生理凹陷。视盘颞侧约 3 mm 处为黄斑区,是视网膜上视觉最敏锐的部位,该区无血管,含有较多色素,其中央有一小凹,称黄斑中心凹。视盘仅有神经纤维没有视细胞,因此视盘不感光,在视野中形成生理盲点。

2. 眼内容物 眼内容物包括房水、晶状体和玻璃体,均为无血管及神经的透明物质,是光线到达视网膜的通路,与角膜一起共同构成眼的屈光系统。房水由睫状体的睫状突上皮细胞产生,经瞳孔到前房,最后经前房角进入巩膜表层的睫状前静脉,回到血液循环(图 1-2)。晶状体如双凸透镜,富有弹性。晶状体前表面中央为前极,后表面中央为后极,前后表面相接处为赤道部。晶状体由晶状体囊和晶状体纤维组成。一生中晶状体纤维不断生成并将旧的纤维挤向中心,逐渐硬化而形成晶状体核。晶状体核外较新的纤维称为晶状体皮质。晶状体透明无血管,依靠房

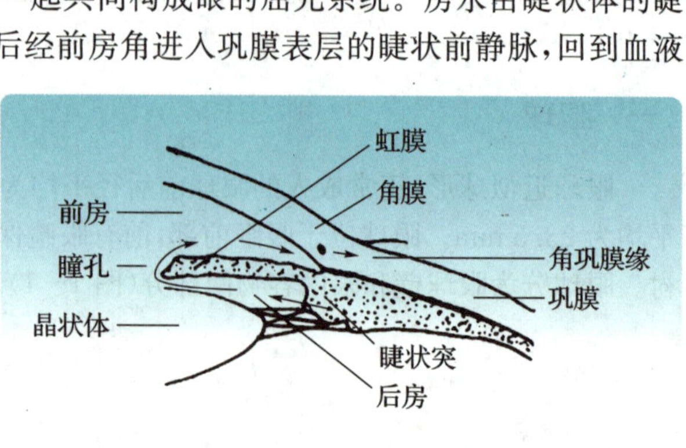

图 1-2 房水循环示意图

水提供营养。玻璃体为透明的胶质体，主要成分为水。

（二）视路

视觉信息从视网膜光感受器开始到大脑枕叶视中枢的传导径路称为视路。它包括视神经、视交叉、视束、外侧膝状体、视放射和枕叶纹状区（图 1－3）。视神经外有软脑膜、蛛网膜和硬脑膜组成的鞘膜包绕，鞘膜间隙与颅内同名间隙相通。故当颅内压升高时，常发生视盘水肿。

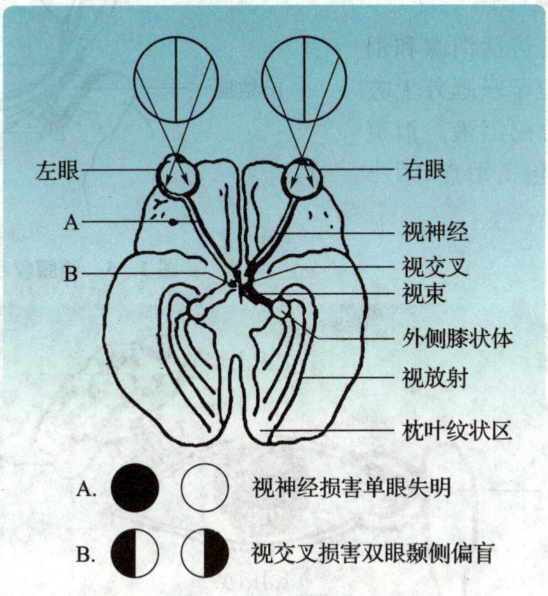

图 1－3　视路及其损害示意图

（三）眼附属器

眼附属器包括眼睑、结膜、泪器、眼外肌和眼眶。

1. 眼睑　眼睑位于眼眶前部，覆盖于眼球表面，分上睑和下睑，其游离缘称睑缘。眼睑由外至内分为皮肤层、皮下组织层、肌层、睑板和睑结膜层。上、下睑缘间的裂隙称睑裂，其内外连接处分别称内眦和外眦。正常平视时睑裂高度约 8 mm，上睑遮盖角膜上部 1～2 mm。内眦处有小的肉样隆起称泪阜。上下睑缘的内侧端各有一小孔称泪点，为泪道的入口（图1－4）。眼睑的感觉由三叉神经第一支和第二支支配。

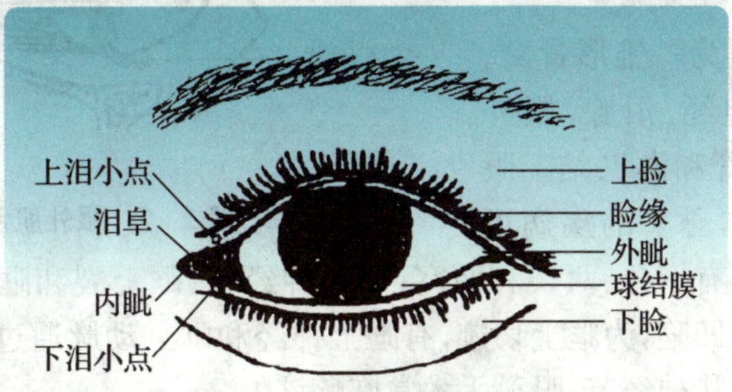

图 1－4　眼睑外观图

2. 结膜　结膜是一层菲薄的黏膜组织，表面光滑，质地透明，覆盖于睑板内面及眼球前部的巩膜面。按其解剖部位分为睑结膜、球结膜和穹隆结膜。近穹隆部的球结膜下是注射药物的常用部位。结膜和角膜在眼球前面形成一个以睑裂为开口的囊状间隙，称结膜囊(图 1－5)。

3. 泪器　泪器包括泪腺和泪道(图 1－6)。泪腺位于眼眶外上方的泪腺窝内。泪腺分泌泪液。泪道是泪液的排出通道，包括泪点、泪小管、泪囊和鼻泪管。

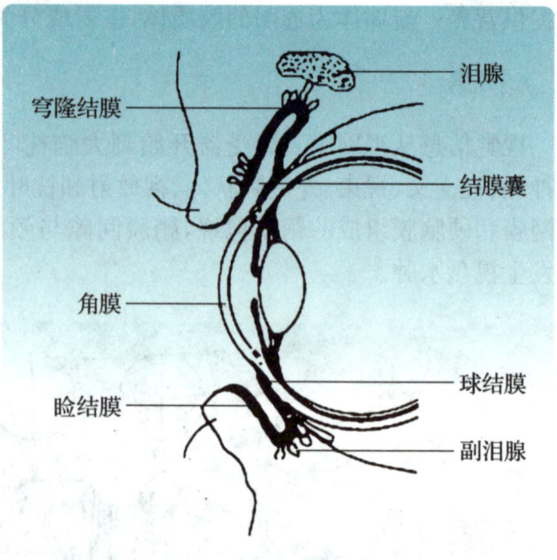

图 1－5　结膜囊示意图

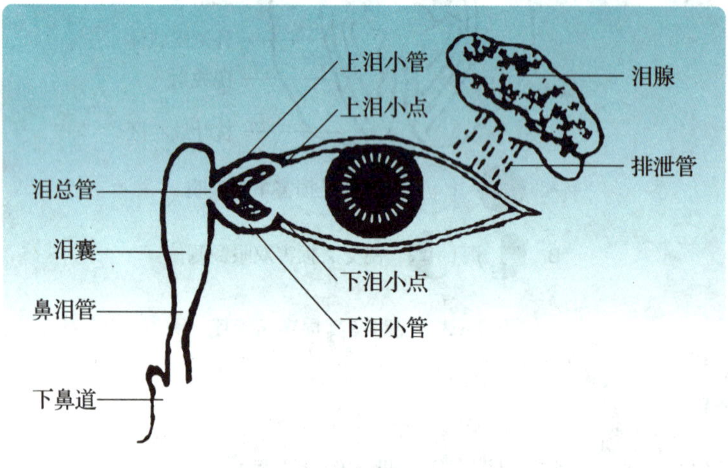

图 1－6　泪器示意图

4. 眼外肌　每眼包括内、外、上、下 4 条直肌和上、下 2 条斜肌(图 1－7)。除外直肌受第Ⅵ脑神经支配、上斜肌受第Ⅳ脑神经支配外，其余四肌皆受第Ⅲ脑神经支配。

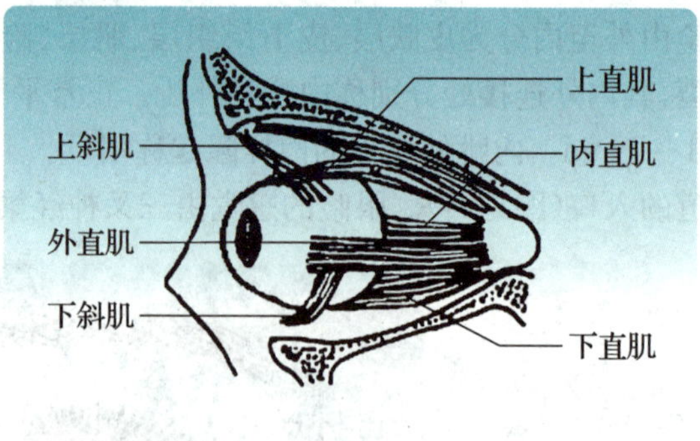

图 1－7　眼外肌示意图

5. 眼眶　眼眶为一锥形骨窝。眶内容有眼球、视神经、泪腺、眼外肌、脂肪等，无淋巴管和淋巴结。眼眶与鼻窦相邻，因此，鼻窦的疾病可波及眶内组织。眼眶有一孔、两裂和两窝，即视神经孔、眶上裂和眶下裂、泪腺窝和泪囊窝。眶上缘内侧有一凹陷，为眶上切迹，有眶上神经和眶上动脉通过。在眼眶深部，距眶尖约 1 cm 处，有一睫状神经节，眼科手术常麻醉该处。

二、生理要点

眼球接受外界光线成像于视网膜,信息由视路传导至视皮质而产生视觉。

瞳孔能随外界光线的强弱而缩小或扩大,用以调节进入眼内的光线,保证视网膜成像清晰。光照下瞳孔缩小,称为瞳孔对光反射。当注视近物时,瞳孔也缩小,同时发生调节和辐辏,称为近反射。交感神经兴奋时瞳孔散大。

睫状体内有丰富的睫状肌纤维,受副交感神经支配,该肌收缩与舒张,可以松弛或拉紧悬韧带,从而调节晶状体的厚度,使屈光力根据需要增强或减弱。

晶状体的主要功能是与睫状体一起完成屈光调节作用。

眼睑的主要生理功能是保护眼球,避免直接损伤。

泪液的分泌由副交感神经纤维支配,当眼部遭到外来有害物质刺激时,则反射性地分泌大量泪液以冲洗和稀释有害物质。

眼外肌在神经的支配下,相互配合、协调和对抗,使两眼位随时得以调整,两眼能注视同一目标,从而实现双眼单视(立体视觉)功能。

第二节　护理评估要点

一、常见症状

(一) 视功能障碍

1. 视力障碍　视力障碍常有视力下降,视物变形、变小,虹视,复视,夜盲等。

2. 视野改变　常有视野缩小、视野缺损、眼前固定暗点或飘动的黑影等。

(二) 感觉异常

常有眼痛、痒,不适,畏光,异物感,流眼泪,视力疲劳等。

(三) 外观异常

有眼部充血、出血,流泪与泪溢,眼部有分泌物等。

二、专科检查

(一) 视功能检查

1. 视力检查　视力是指黄斑部中心凹处,辨别最小物像的能力,亦称中心视力。

视力检查包括远视力和近视力检查。

（1）远视力检查：常用国际标准远视力表或对数视力表。检查距离为 5 m。被检眼与视力表 1.0 行视标等高。视力表应有充足的光线照明。检查时两眼分别进行，先右眼后左眼，先健眼后患眼，戴镜者，先查裸眼视力，再查矫正视力。用遮眼板遮盖非检查眼时，勿压迫眼球。嘱被检者说出或用手势表示检查者所指的视标缺口方向，自上而下逐行检查，将能辨认出最小视标一行的视力记录为该眼的远视力。正常视力为 1.0。视力小于 0.1 者，嘱被检者向前走，直至认出第 1 行视标为止，此时视力＝0.1×检查距离(m)/5(m)。如在 1 m 处仍不能辨认出第 1 行视标，则让病人分辨检查者手指数目，并记录其能辨认的最远距离，如指数/30 cm。如在眼前也不能分辨指数，检查者将手掌放在病人眼前摆动，同时记录能辨认的最远距离，如手动/20 cm。如在眼前也不能判断手动，应在暗室内用烛光或手电光测光感，测试病人能否判断眼前的亮光，记录“光感”或“无光感”，并记录最远光感距离。对有光感者，还要检查光定位，在病人眼前 1 m 处 9 个位置变换点状光源，用“＋”、“－”表示光定位的“有”或“无”。

根据世界卫生组织 1973 年制定的低视力与盲的分级标准，低视力指双眼中好眼最佳矫正视力低于 0.3 但不低于 0.05；盲指双眼中好眼最佳矫正视力低于 0.05 至无光感。

（2）近视力检查：常用标准近视力表检查。检查距离为 30 cm。正常近视力为 1.0。若近视力不良，可移近距离检查，记录最佳视力和距离，如 1.0/20 cm。

> TIPS 小贴士
>
> **视力表**
>
> 目前，我国使用最多的视力表是以小数记录的国际标准视力表和以 5 分记录的对数视力表。1966 年我国著名眼科专家缪天荣教授创制对数视力表与 5 分记录法。1989 年被定为国家标准。

2. 视野检查　视野是指眼向正前方固视时所见的空间范围，反映了黄斑部以外的视网膜功能。距注视点 30°以外的范围称周边视野，30°以内的范围称中心视野。视野检查方法很多，如弧形视野计检查法、自动视野计检查法等。简单易行的方法有对比法和 Amsler 方格表检查法，分别检查周边视野和中心视野。

（1）对比法：检查者（应视野正常）与被检者相距约 1 m，对视而坐。检查右眼时，检查者以左眼与被检者右眼彼此注视，各遮盖另眼，检查左眼则相反。检查者以手指或视标置于二人等距离处，从周边向中心移动，如被检者能在各方向与检查者同时看到视标，其视野大致正常。如检查者已看到而被检查者未能看到，则提示该方向受检查眼的视野有异常。

（2）Amsler 方格表检查法：标准的 Amsler 表为 10 cm 见方的黑纸板，表中 400 个小格均为边长 5 mm 的方格，检查距离为 30 cm，表中心的白色小圆点为注视目标（图 1－8）。检查时用单眼看图。

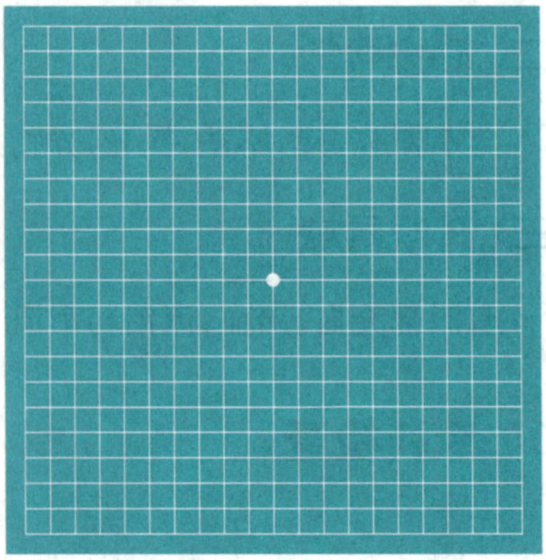
图 1－8　Amsler 方格表

正常情况下可以看清表中心的注视目标，能看到整张表格，且方格无变形，线条无扭曲。

3. 色觉检查　色觉障碍按其轻重可分为色弱及色盲。色觉检查一般使用色盲检查本在良好自然光线下进行，被检者双眼同时看图，距离约 50 cm，在 5 秒内能读出图形为正常。

（二）眼附属器检查

1. 眼睑　观察有无红肿、倒睫，睑裂大小及闭合功能是否正常等。

2. 结膜　轻轻分开上、下眼睑，嘱被检者向各方向转动眼球，即可暴露球结膜。嘱被检者向上注视，将下睑向下牵拉，检查下睑和下穹隆结膜。嘱被检者向下注视，用一手的拇指与食指翻转上睑，暴露上睑结膜及上穹隆结膜（图 1－9）。观察结膜有无充血、乳头、滤泡、瘢痕、异物及分泌物等。球结膜充血分为结膜充血和睫状充血，前者为浅层充血又称结膜周边充血；后者为深层充血又称角膜周围充血，两者兼有者称混合性充血。

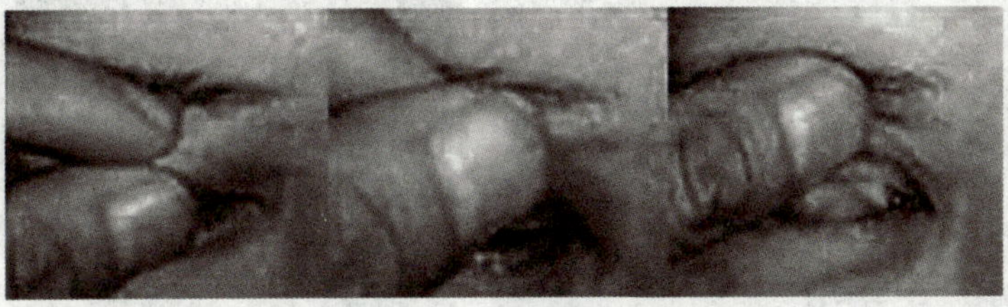

图 1－9　上眼睑翻转法

3. 泪器　检查泪点有无外翻或闭塞，压迫泪囊时有无分泌物自泪点溢出，泪道冲洗是否通畅等。

4. 眼球　观察两眼球位置是否对称，运动是否正常，有无震颤及斜视，有无眼球突出或内陷。

5. 眼眶　观察双侧是否对称，有无肿物及压痛等。

（三）眼球前段检查

通常需借助裂隙灯显微镜检查。裂隙灯显微镜是由供照明的光源投射系统和供观察的放大系统组成。通过调节焦点和光源宽窄，可在一个光学切面观察角膜、前房、虹膜及晶状体等的细微变化。附加前置镜、前房角镜和三面镜，还可检查前房角、玻璃体和眼底。

1. 角膜　观察其大小、透明度、弯曲度和知觉。角膜荧光素钠染色检查：用一次性荧光素钠试纸有色端置于结膜囊内进行染色，正常时无着色，若着色呈黄绿色，则提示角膜上皮有缺损或溃疡。

2. 巩膜　观察有无黄染、充血、结节及压痛。

3. 前房　观察其深浅，房水有无浑浊、积血、积脓等。

4. 虹膜　观察颜色、纹理，有无新生血管、色素脱落，有无与角膜或虹膜粘连等。

5. 瞳孔　观察两侧瞳孔是否等大等圆，位置是否居中以及瞳孔的各种反射情况。

用电筒从侧方照射被检眼，其瞳孔迅速缩小，称直接对光反射，而另一未被照射的瞳孔也缩小称间接对光反射。

6. 晶状体　观察有无浑浊，有无脱位。

（四）眼底检查

用检眼镜通过瞳孔对玻璃体、脉络膜、视网膜等进行检查。有直接检眼镜检查法和间接检眼镜检查法，前者常用。

（五）眼压测量

眼球内容物作用于眼球壁的压力称眼压。该检查用于青光眼的诊断、治疗效果判断及病情观察。正常眼压范围为 10～21 mmHg(1.33～2.79 kPa)。眼压测量有指测法和眼压计测量法(图 1－10)。

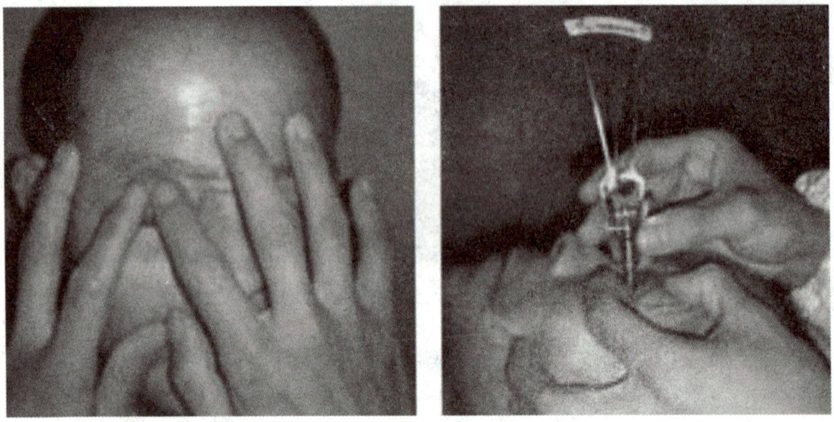

图 1－10　眼压测量法示意图

1. 指测法　嘱被检者两眼向下注视，检查者将两手示指尖放在上睑皮肤面，两指交替轻压眼球，估计眼球硬度，初学者可通过触压自己的前额、鼻尖及嘴唇与之对比，粗略判断眼压的高、中、低。眼压正常记录为 Tn，用 T+1、T+2、T+3 表示眼压轻、中、重度增高；用 T－1、T－2、T－3 表示眼压轻、中、重度降低。

2. 眼压计测量法　我国常用 Schiotz 眼压计测量。被检者低枕仰卧，滴 0.5%～1%丁卡因或 1%～2%利多卡因表面麻醉。在试板上校正眼压计指针是否为零，并用 0.5%碘伏棉签消毒底板。嘱被检者两眼固视前方，使角膜保持正中位。检查者右手持眼压计，左手分开并固定上下睑，不可压迫眼球。将眼压计底板垂直放在角膜中央，观察指针刻度，如读数小于 3，应更换为较重砝码。测量完毕，向结膜囊内滴抗生素眼药水，嘱被检者闭目休息片刻，切不要揉眼。记录方法：用分数表示，例如砝码为 5.5 g，刻度读数为 4，查换算表值为 20.55 mmHg，则记录为 5.5/4＝20.55 mmHg。Schiotz 眼压计为压陷式，其测量值受眼球壁硬度的影响。Goldmann 眼压计属压平式，测量时不受眼球壁硬度影响，较准确，是目前国际通用的标准眼压计。非接触眼压计利用空气脉冲测量，避免接触角膜引起交叉感染，可用于角膜表面麻醉剂过敏者，但测量值不够准确。

（六）其他检查

常有眼超声检查、眼底血管造影、干涉光断层扫描仪（OCT）、电子计算机断层扫描（CT）、磁共振成像（MRI）等。

第三节　护理诊断要点

1. 感知改变　视功能障碍，与各种眼病、治疗时双眼包盖等有关。

2. 自理缺陷　进食、行走、穿衣或洗浴等自理缺陷，与视功能障碍、治疗时双眼包盖等有关。

3. 疼痛　眼痛，与眼内压升高、炎症、手术创伤等有关。

4. 有感染的危险　与处理创口不当、机体抵抗力下降、不良卫生习惯等有关。

5. 潜在并发症　创口裂开、出血，与术后并发症、术后活动不当等有关。

6. 功能障碍性悲哀　与视力障碍影响工作、生活和学习有关。

7. 恐惧、焦虑　与视力障碍、适应环境能力改变、对病情缺乏了解等有关。

8. 组织完整性受损　由外伤所致。

9. 有受伤的危险　与视功能障碍有关。

10. 知识缺乏　缺乏疾病的相关知识。

（桂　平）

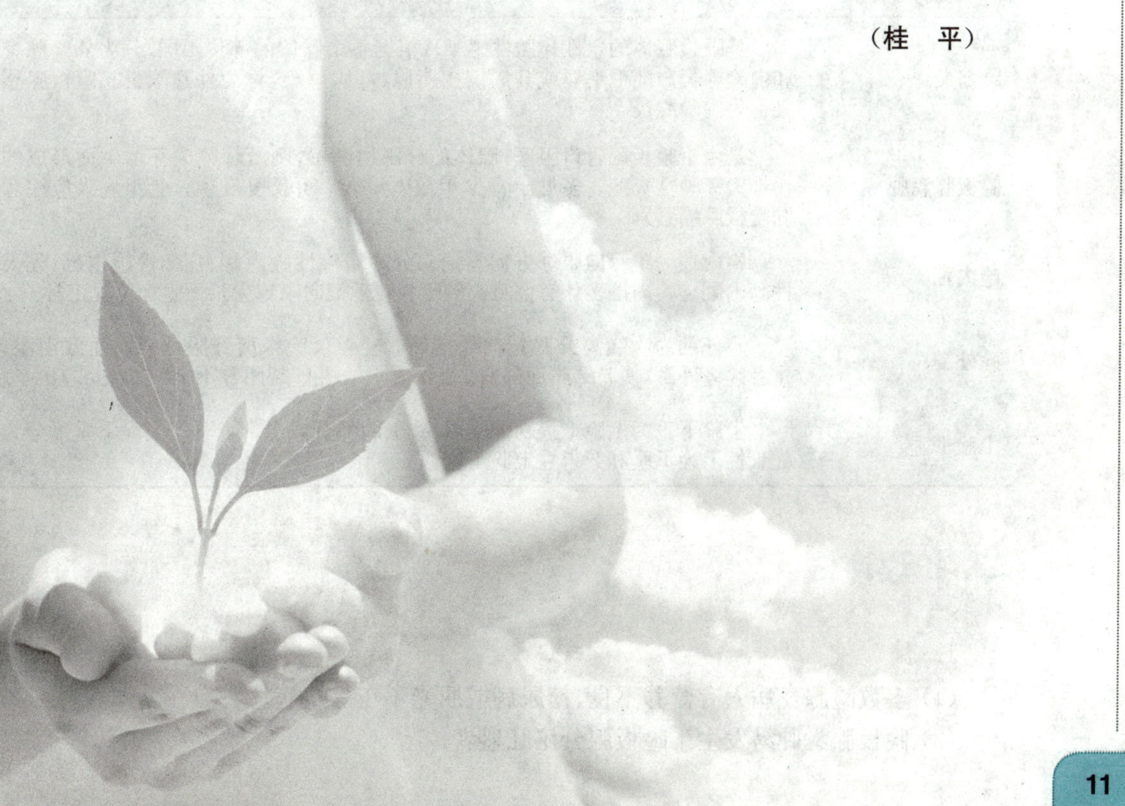

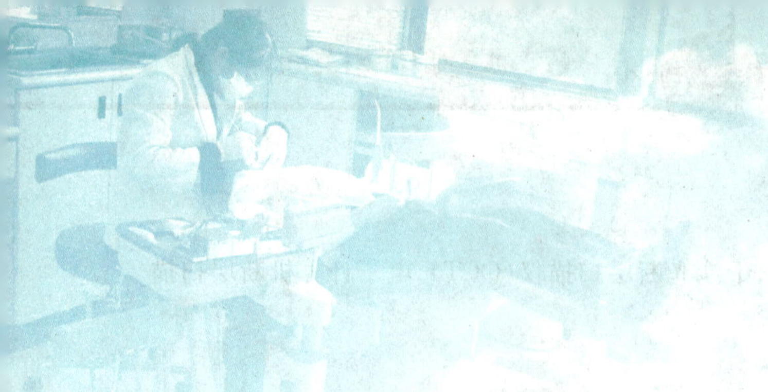

第二章 眼科病人的护理

第一节 眼睑疾病

一、疾病要点

眼睑疾病的要点见表 2－1。

表 2－1 眼睑疾病要点

疾病名称	疾病要点
睑腺炎	是眼睑腺体的急性化脓性感染。根据感染腺体的部位不同，分为外睑腺炎和内睑腺炎。睫毛毛囊或其周围皮脂腺、汗腺感染，称为外睑腺炎。睑板腺感染称为内睑腺炎
睑板腺囊肿	是由于睑板腺管口阻塞，腺体的分泌物潴留，刺激管壁肉芽增生而形成的慢性肉芽肿性炎症。多见于青少年或中年人。可反复发生。老年病人应注意和睑板腺癌鉴别
睑内翻	睑内翻为睑缘向眼球方向卷曲。分为瘢痕性睑内翻、痉挛性睑内翻、先天性睑内翻。睑内翻多伴有倒睫。倒睫为睫毛倒向眼球生长而睑缘位置正常
睑外翻	睑外翻为睑缘离开眼球向外翻转。轻者仅睑缘离开眼球表面而致泪溢。重者睑缘外翻，使睑结膜面外露。睑外翻常合并睑裂闭合不全
上睑下垂	上睑下垂为上睑上提功能受限，致上睑部分或全部下垂。上睑下垂可分为先天性上睑下垂和获得性上睑下垂

二、护理评估

1. 健康史

(1) 多数睑腺炎病人有营养不良、糖尿病或屈光不正等疾病。

(2) 睑板腺囊肿易发生于睑板腺分泌旺盛者。

(3) 瘢痕性睑内翻多有沙眼、眼外伤病史。痉挛性睑内翻多见于老年人下眼睑。先天性睑内翻多见于肥胖儿的下睑，多数随年龄增长可逐渐消除。

(4) 睑外翻病人多有眼外伤或眼睑溃疡、面神经麻痹等病史。

(5) 先天性上睑下垂出生时即存在，多为双侧。获得性上睑下垂多有眼部炎症、外伤，颈部肿瘤或手术及全身横纹肌易疲劳等相关病史，多为单侧。

2. 身体状况

(1) 睑腺炎局部有红、肿、热、痛，若发展为眼睑蜂窝织炎或败血症，则伴有畏寒、发热、头痛等全身症状；初发时睑缘处或睑结膜面有红肿硬结，发病数日后局部出现黄色脓点，然后破溃排脓。

(2) 睑板腺囊肿多无自觉症状；表现为眼睑皮下一个或多个圆形硬结，与皮肤无粘连，一般无触痛。

(3) 睑内翻常有刺痛不适、畏光、流泪、眼睑痉挛等症状；睑缘向眼球方向卷曲，睫毛刺激角膜，可有结膜充血，病程长者可出现角膜病变。

(4) 睑外翻有泪溢，重度者睑结膜外露，睑裂闭合受限，结膜长期暴露发生充血、干燥、粗糙、肥厚及角化，易继发感染形成暴露性角膜炎而严重影响视力。

(5) 上睑下垂因瞳孔被眼睑遮盖，视物困难，常仰面注视，皱额、耸眉；先天性者可有程度不等的视力障碍及弱视，获得性者如重症肌无力的上睑下垂有晨轻暮重的特点，注射新斯的明后症状明显减轻。

3. 社会心理状况　睑腺炎、睑板腺囊肿病人多因病变较轻，对视力影响不大而不够重视，不能及时治疗。睑内翻病人常有刺痛等不适，出现恐惧、焦虑。睑外翻、上睑下垂病人因容貌受损、视力障碍，常会自卑、孤独，心理压力较大。

三、护理诊断

1. 疼痛　眼痛，与炎症反应有关。

2. 有感染的危险　与睫毛刺激致角膜上皮脱落有关。

3. 功能障碍性悲哀　与睑外翻、上睑下垂影响美容及视力障碍有关。

4. 潜在并发症　眼睑蜂窝织炎、海绵窦脓毒血栓、败血症等，与治疗不及时、处理方法不当、机体抵抗力低下等因素有关。

四、护理措施

1. 一般护理　应与病人多交流，对睑外翻及上睑下垂病人积极进行心理疏导，使病人能够正确对待疾病，树立信心配合治疗，消除病人自卑、焦虑心理，恢复正常社交。向病人介绍手术的目的、方法及预后，消除对手术的恐惧，从而积极配合治疗和护理。

2. 用药护理　遵医嘱指导病人局部正确滴用抗生素眼液或涂抗生素眼药膏，注意保护角膜。重症或有并发症者应及时全身应用足量有效的抗生素。

3. 护理操作　睑腺炎早期局部进行湿热敷，可促进局部血液循环，有利于炎症吸收。每次10～15分钟，每日3～4次。切忌挤压，以免引起眼睑蜂窝织炎或海绵窦脓毒血栓。脓肿未成熟时不宜切开。少量倒睫可用拔毛镊拔除或电解倒睫。

4. 手术护理　睑腺炎脓肿形成后应切开排脓，外睑腺炎切口在皮肤面与睑缘平行；内睑腺炎切口在睑结膜面与睑缘垂直。睑板腺囊肿可予刮除术，即在睑结膜面作与睑缘垂直的切口，刮净囊肿内容物，并将囊壁一并切除，切口不需缝合。有继发感染时，应先控制感染后再手术。大量倒睫和睑内翻需手术矫正，恢复睑缘的正常位置。瘢痕性、老年性睑外翻多行手术治疗。先天性上睑下垂以尽早手术治疗为主，以免形成弱视。获得性上睑下垂经药物治疗无效可予以手术治疗（见第十二节“眼科手术病人的护理”）。

5. 健康教育　积极开展健康教育，指导病人积极治疗糖尿病、睑缘及结膜慢性炎症、屈光不正等疾病；抵抗力低下者应加强营养与锻炼，增强体质，提高机体抵抗力。指导病人正确擦眼泪，用手帕由下睑往上擦，以免向下擦加重睑外翻。

第二节　泪囊炎

一、疾病要点

泪囊炎分为慢性泪囊炎、急性泪囊炎和新生儿泪囊炎。慢性泪囊炎主要是鼻泪管阻塞或狭窄，使泪液滞留于泪囊中，并发细菌感染所引起。急性泪囊炎多在慢性泪囊炎的基础上发生，多伴有红、肿、热、痛。新生儿泪囊炎是由于鼻泪管下端的胚胎性残膜没有退化，泪液滞留，继发感染所致。泪囊炎主要症状为泪溢，是因排出受阻，泪液不能流入鼻腔而溢出眼睑之外；若泪液分泌增多，排出系统来不及排走而流出眼睑外，称为流泪。泪溢和流泪二者统称为流眼泪。

二、护理评估

1. 健康史　慢性泪囊炎病人多有结膜炎、鼻炎、鼻窦炎等病史，多见于中老年女性。

2. 身体状况　泪溢为主要症状。用手指挤压泪囊区，有黏液或黏脓性分泌物自泪点溢出。

3. 社会心理状况　病人多因病变对视力影响不大而不够重视。

三、护理诊断

1. 感知改变　泪溢与鼻泪管狭窄或阻塞有关。

2. 有感染的危险　有角膜溃疡、眼内感染的可能。

3. 恐惧　与担心手术治疗效果有关。

4. 知识缺乏　缺乏泪囊炎的防治常识。

四、护理措施

1. 一般护理　向病人及家属宣传泪囊炎的防治常识，介绍泪囊炎对眼球的危害，说明治疗的必要性；向病人介绍手术的目的、注意事项等问题，并给予安慰和鼓励，以消除紧张和恐惧心理，使其积极配合治疗和护理。

2. 用药护理　遵医嘱给予抗生素眼液滴眼，每日 4～6 次，每次滴药前先用手指压迫泪囊区，排空泪囊内分泌物。急性泪囊炎病人全身和局部使用足量抗生素。

3. 护理操作　向新生儿泪囊炎患儿家属介绍正确的泪囊按摩方法：用食指自泪囊区上方向下方挤压，使分泌物向下冲破先天残膜。挤压后滴抗生素眼液，每日数次多能获得成功。治疗无效者，半岁后可行泪道冲洗或泪道探通术，但要特别慎重，避免造成假道。急性泪囊炎脓肿形成后应切开排脓，切忌挤压和泪道冲洗，以免炎症扩散。

4. 手术护理　泪囊鼻腔吻合术是慢性泪囊炎的首选术式，年老体弱或鼻腔疾病不能忍受者，可行泪囊摘除术，但术后仍有泪溢。手术病人术前冲洗泪道，用 1%麻黄碱滴鼻以收缩鼻腔黏膜；术后取半卧位，利于伤口渗血和积液的引流，注意观察鼻腔填塞物有无脱出，鼻腔及咽部有无出血。

5. 健康教育　嘱病人勿用脏物或不清洁的手擦眼，勿用力揉眼，以免擦伤角膜引起感染。嘱病人积极治疗眼部、鼻部疾病。

第三节　结膜病

一、疾病要点

结膜病的要点见表 2-2。

表 2-2　结膜病的疾病要点

疾病名称	疾病要点
急性细菌性结膜炎	最常见的是急性卡他性结膜炎和淋菌性结膜炎，均具有传染性，前者俗称“红眼病”，多见于春秋季节，致病菌为肺炎双球菌、流感嗜血杆菌、葡萄球菌等。主要通过手或病人用过的用具接触感染。淋菌性结膜炎由淋球菌引起。主要通过接触患有淋病的生殖器分泌物或患眼分泌物而感染。新生儿主要经母体产道时感染
病毒性结膜炎	最常见的是流行性角结膜炎和流行性出血性结膜炎。前者由腺病毒引起，传染性强，潜伏期 5～7 日，可散发或流行发病。后者由肠道病毒引起，传染性极强，潜伏期短，可大面积暴发流行
衣原体性结膜炎	又称沙眼，是由沙眼衣原体引起的一种慢性传染性结膜炎。因其病变使睑结膜呈沙粒状粗糙不平，故名沙眼。常双眼发病。严重的沙眼可影响视力，甚至失明

续表 2-2

疾病名称	疾病要点
免疫性结膜炎	又称变态反应性结膜炎，是结膜对外界变应原的一种免疫反应。常见的为春季结膜炎和泡性角结膜炎。前者多在春夏季节反复发作
结膜干燥症	又称干眼症，是指泪液分泌不足、蒸发过多或其质量异常导致泪膜稳定性降低，进而引起眼表病变为特征的多种病症的总称。干眼症的病因有维生素 A 缺乏，影响泪腺、结膜腺体、睑板腺功能的眼病，如睑外翻、睑裂闭合不全，自身免疫性疾病也与干眼症有关
翼状胬肉	为睑裂区球结膜及结膜下组织增殖肥厚，呈三角形向角膜侵入，形态似翼状。以鼻侧多见。可能与环境因素有关，如日光紫外线照射等，也与结膜慢性炎症刺激有关

二、护理评估

1. 健康史

(1) 急性细菌性结膜炎病人多数有明显的与"红眼病"接触史，淋菌性结膜炎病人有淋菌性尿道炎或阴道炎史，患儿的母亲有淋菌性阴道炎史。

(2) 病毒性结膜炎病人有与病毒性结膜炎病人接触史，或生活及工作环境中有病毒性结膜炎流行史。

(3) 衣原体性结膜炎多发生于儿童及少年时期，其发病与环境卫生、生活条件及个人卫生紧密相关。

(4) 春季结膜炎，男性青少年好发，多有季节性反复发作史；泡性角结膜炎多发生于结核病、营养不良或抵抗力较差的儿童。

(5) 结膜干燥症病人多有沙眼、眼外伤或戴角膜接触镜史。40 岁以上者多发。

(6) 翼状胬肉病人多见于户外工作者，如农民、渔民、勘探人员等。

2. 身体状况

(1) 急性细菌性结膜炎常累及双眼。急性卡他性结膜炎可有明显结膜充血，睑结膜表面覆盖一层伪膜，易擦掉。分泌物多呈黏液性或黏脓性。可有结膜下出血斑点。淋菌性结膜炎病情进展迅猛，眼睑及结膜高度水肿，球结膜可突出于睑裂之外，结膜显著充血，分泌物由初起的浆液性或血水样很快变为黄色脓性，量多而不断从睑裂处溢出。重者可引起角膜炎、角膜穿孔，甚至眼内炎。可伴有耳前淋巴结肿大和压痛。

(2) 病毒性结膜炎局部症状主要是异物感、畏光和流泪。部分病人可有头痛、发热等全身症状。检查见眼睑水肿，睑球结膜充血水肿，睑结膜及穹隆部结膜大量滤泡增生。角膜常发生浅层点状炎症。流行性出血性

> TIPS 小贴士
>
> **泪膜与眼表**
>
> 人们每天通过一万多次眼睑瞬目运动，使泪膜涂布于眼球前表面。泪膜是覆盖于眼球表面的一超薄层泪液。泪膜与角膜上皮、结膜上皮共同构成眼表。泪膜的作用很多，有润滑眼球表面，防止角膜结膜干燥，供给角膜氧气以及清除眼表异物及微生物等作用。

结膜炎常见球结膜下点、片状出血，可有耳前淋巴结肿大和压痛。

(3) 衣原体性结膜炎可有眼痒、异物感及眼易疲劳，若有角膜并发症，则症状加重，可伴视力障碍。检查可见睑结膜血管模糊不清，结膜面粗糙不平，可见乳头、滤泡、瘢痕，角膜可有血管翳。重症者可引起睑内翻、慢性泪囊炎、角膜干燥症及角膜炎等并发症。

(4) 春季结膜炎以眼部奇痒为特征，累及角膜可有畏光、流泪和异物感加重。睑结膜型表现为上睑结膜上出现形如铺路石样排列的乳头增生，大小不等，硬而扁平。角膜缘型表现为角膜缘黄褐色胶样增厚。两种病变兼有者即混合型。泡性角结膜炎有异物感、畏光、流泪等刺激症状。在球结膜上或在角膜缘处有实性泡性结节。

(5) 结膜干燥症病人最常见的症状是眼部有干涩感、异物感。检查见泪液分泌量不足和泪膜不稳定，荧光素钠染色见角膜上皮缺损。

(6) 翼状胬肉多无症状，或仅有轻度不适。当胬肉伸展至角膜遮盖瞳孔时，可影响视力。翼状胬肉分为静止性和进行性。静止性胬肉无明显充血而组织较薄，无浸润，发展缓慢。进行性胬肉(图 2-1)表现为组织明显充血、肥厚，受累角膜呈灰色浸润，发展快。

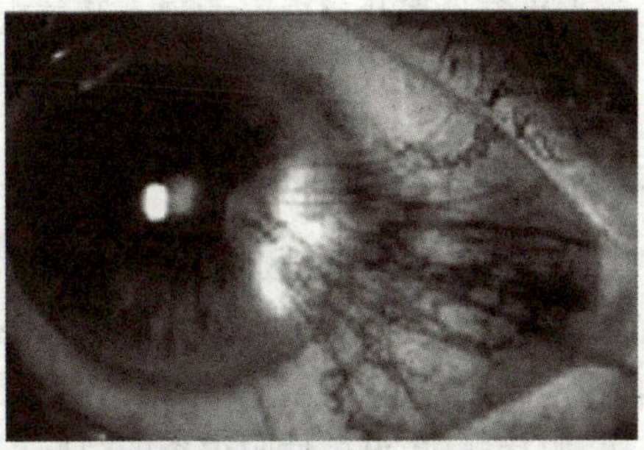

图 2-1　翼状胬肉

三、护理诊断

1. 有传播感染的危险　与泪液及眼分泌物具有接触传染性有关。
2. 疼痛　与炎症反应有关。
3. 焦虑　与病程迁延有关。
4. 功能障碍性悲哀　与翼状胬肉影响美容及视力障碍有关。
5. 潜在并发症　有睑内翻、倒睫、慢性泪囊炎、角膜溃疡、睑球粘连等，与病程迁延等有关。

四、护理措施

(一) 一般护理

指导病人合理饮食，勿吃刺激辛辣食物，戒烟酒，保证睡眠休息充足。向病人耐心解释病情，进行心理疏导，使病人有信心配合治疗和护理。

(二) 用药护理

遵医嘱给予相关滴眼液(见护理实践一章)滴眼，每日 4～6 次。淋菌性结膜炎病人白天用 5 000～10 000 U/ml 青霉素液频繁滴眼，10～30 分钟一次，临睡前涂抗生素眼药膏。

（三）护理操作

1. 隔离　对急性细菌性结膜炎和病毒性结膜炎病人实行隔离治疗护理，淋菌性结膜炎病人的废弃物应集中焚烧，护理人员操作时应戴保护眼镜及乳胶手套。

2. 冲洗结膜囊　常用生理盐水冲洗以清除眼部分泌物。冲洗时，病人头部须偏向患侧，防止冲洗液流入健眼。

（四）手术护理

当进行性翼状胬肉影响视力及美观时，应行胬肉切除术。术前应向病人说明胬肉有一定的复发率。

（五）健康教育

向病人及家属、社区居民介绍细菌性及病毒性结膜炎的发病特点、传播途径及防治常识。培养良好的卫生习惯，提倡一人一盆一巾，与病人接触后应立即洗手。嘱急性期病人不要去公共场所，避免感染的传播。淋菌性尿道炎的病人应积极治疗，避免生殖器与手、眼接触；患淋菌性阴道炎的孕妇需在产前治愈，新生儿出生后立即用抗生素眼液滴眼，预防感染。户外工作时，应注意眼部保护，可戴防紫外线眼镜，以减少对眼部的刺激和防止翼状胬肉的发展。

第四节　角膜炎

一、疾病要点

角膜炎的要点见表2－3。

表2－3　角膜炎疾病要点

疾病名称	疾病要点
细菌性角膜炎	细菌性角膜炎是由细菌感染引起的化脓性角膜炎症。多由角膜外伤后或戴角膜接触镜感染所致。如得不到及时有效治疗，可发生角膜穿孔，甚至眼内感染致眼球萎缩。即使药物能够控制，也可能遗留角膜瘢痕、角膜新生血管、角膜葡萄肿等后遗症，严重影响视力，甚至失明
真菌性角膜炎	真菌性角膜炎为真菌引起的感染性角膜病变。多发生于植物性角膜外伤后，也与长期使用抗生素、糖皮质激素和免疫抑制剂，导致菌群失调抵抗力下降有关
单疱性角膜炎	单疱性角膜炎是单纯疱疹病毒性角膜炎的简称，为单纯疱疹病毒引起的感染性角膜炎，是一种严重的致盲眼病。常于幼儿期发病，如感冒、疲劳、月经期以及使用糖皮质激素或免疫抑制剂，病毒可被激活，引起感染复发

二、护理评估

1. 健康史　多有各种原因导致角膜损伤的病史，或导致机体抵抗力低下的诱因。

2. 身体状况

(1) 细菌性角膜炎发病急，有眼痛、畏光、流泪、眼睑痉挛等角膜刺激症状及不同程度的视力下降。表现为眼睑肿胀，球结膜充血水肿，角膜出现灰白色浸润，逐渐扩大，组织坏死脱落形成角膜溃疡，溃疡边缘向周围和深部呈潜行扩展。铜绿假单胞菌所致的角膜炎，发展迅猛，可伤后数小时或1～2日内发病，角膜迅速大片浸润及坏死，出现大量黄绿色黏脓性分泌物。如不及时控制，数天内可致全角膜坏死穿孔、眼内容物脱出或全眼球炎。

> TIPS 小贴士
>
> **角膜接触镜并发症的预防**
>
> 严格掌握配戴接触镜适应证。对戴镜者应定期随访、保健。戴用者对镜片要严格消毒、保养，避免用自制生理盐水、自来水冲洗镜片，或把镜片放入口中湿润。注意选择镜片品种。新型透氧硬镜和一次性长戴型软镜危险性较小。要熟悉戴镜方式，日戴型接触镜不要过夜，长戴型者最长不能超过7天。戴镜中如有不适，应立即去掉接触镜，并及时处理并发症。

(2) 真菌性角膜炎起病较缓慢，病程较长，眼痛、畏光、流泪等刺激症状较轻。角膜呈灰白色浸润，溃疡向周围蔓延浸润形成伪足或卫星样浸润灶。角膜后有斑块状沉着物，前房积脓黏稠。角膜刮片检查可发现菌丝或孢子，真菌培养可明确真菌种类。

(3) 单纯疱疹病毒性角膜炎有异物感、畏光、流泪、眼痛等刺激症状，形成溃疡后症状加重。用荧光素钠染色，可见角膜溃疡多为树枝状，也有地图状。若病变波及角膜基质层和内皮层，在角膜中央形成境界清楚、圆形、毛玻璃样浑浊，称为盘状角膜炎。轻者预后角膜留有瘢痕，重者可发生角膜基质坏死。

3. 社会心理状况　病人初期因发病急，症状重，可出现焦虑和恐惧。随病情进展，若视力下降甚至角膜穿孔或眼内炎致失明，则严重影响病人的工作、学习和生活，病人会烦躁或情绪低落，甚至绝望。

三、护理诊断

1. 疼痛　与炎症刺激角膜有关。

2. 感知改变　与角膜溃疡致视力障碍有关。

3. 自理缺陷　与视力障碍有关。

4. 焦虑　与视力下降、担心疾病预后有关。

5. 潜在并发症　角膜穿孔、眼内炎，与炎症严重或治疗不及时有关。

6. 功能障碍性悲哀　与角膜炎症严重，引起视力障碍有关。

7. 知识缺乏　缺乏细菌性角膜炎的防治知识。

四、护理措施

1. 一般护理　保持环境安静，保证充分睡眠休息，避免光线刺激。加强营养，补充多种维生素和高蛋白，提高机体抵抗力，促进溃疡面愈合。向病人介绍角膜炎的病因、预后及防治知识，消除紧张、焦虑心理，使病人情绪稳定，积极配合治疗和护理。嘱病人勿挤压眼球，勿用力咳嗽、打喷嚏、做屏气动作，预防角膜穿孔。

2. 用药护理

(1) 遵医嘱用1%阿托品滴眼散瞳。

(2) 遵医嘱给予相关抗生素、抗病毒滴眼液（见护理实践一章）滴眼，一般每日4～6次。白天滴眼药水，晚上涂眼药膏。

(3) 重者可球结膜下注射或全身用药。

(4) 禁用糖皮质激素。

3. 护理操作　遵医嘱局部热敷或洗净眼部分泌物。

4. 手术护理　对角膜穿孔者，可行结膜瓣遮盖术。角膜瘢痕影响视力者，可行角膜移植术。

5. 健康教育　加强劳动防护知识的宣教，避免角膜外伤的发生。加强营养，增强体质，提高机体抵抗力。

第五节　葡萄膜炎

一、疾病要点

葡萄膜炎是一类由多种原因引起的眼内炎症的总称。它包括了葡萄膜、视网膜、视网膜血管和玻璃体的炎症，为常见的致盲性眼病。多发生于青壮年，病情反复发作。按发病部位可分为前葡萄膜（虹膜、睫状体）炎、中间葡萄膜炎、后葡萄膜炎和全葡萄膜炎。发生于一眼穿通伤或内眼手术后的双侧肉芽肿性全葡萄膜炎称交感性眼炎。受伤眼称诱发眼，另一眼称交感眼。病因主要是外伤或手术造成眼内抗原暴露，并激发自身免疫反应所致。

二、护理评估

（一）健康史

常反复发作。多有全身相关性免疫性疾病，如风湿性疾病、结核病、溃疡性结肠炎、梅毒等。邻近器官感染也不少见，如龋齿。交感性眼炎可发生于5天至56年内，多发生于伤后2周至2月内。

（二）身体状况

1. 眼痛、畏光、流泪、视力下降

2. 睫状充血或混合充血

3. 角膜后沉着物（简称KP）　是由于血-房水屏障功能被破坏，房水中进入大量炎性细胞和纤维素，随房水的温差对流循环逐渐沉积在角膜内皮上所致。按形状可分为尘状、中等大小状和羊脂状三种类型。

4. 房水闪辉　因血-房水屏障功能被破坏，蛋白进入房水中所造成。

5. 瞳孔改变　因睫状肌痉挛和瞳孔括约肌的持续性收缩，引起瞳孔缩小、瞳孔对光反射迟钝或消失。

6. 虹膜后粘连　晶状体前表面的纤维蛋白渗出和机化，使虹膜和晶状体黏在一起所致。

7. 玻璃体浑浊　大量炎性细胞和纤维素进入玻璃体所致。

8. 并发症　可导致一系列严重并发症，如继发性青光眼、并发性白内障、低眼压及眼球萎缩等。

（三）社会心理状况

此病易反复发作，严重影响视力，影响病人的生活、工作和学习，病人常焦虑不安，心理负担沉重。

三、护理诊断

1. 疼痛　与睫状神经末梢受到毒素刺激，引起睫状肌痉挛有关。

2. 感知改变　视力下降，与房水浑浊、继发性青光眼、并发性白内障有关。

3. 焦虑　与视力下降、疾病反复发作及对预后的担心有关。

4. 知识缺乏　缺乏该病的防治知识。

5. 潜在并发症　继发性青光眼、晶体浑浊、感染等，与疾病反复发作或糖皮质激素药物的副作用有关。

四、护理措施

1. 一般护理　保证充足睡眠，避免用眼过度，勿吃刺激性食物，忌烟酒。

2. 用药护理

(1) 遵医嘱用1%阿托品滴眼散瞳。

(2) 遵医嘱使用糖皮质激素，抑制炎症反应。用时要注意药物的副作用，如胃出血，血糖、血压升高等。

(3) 遵医嘱给予相关抗生素滴眼液滴眼。

(4) 重者可球结膜下注射或全身用药。

3. 健康教育　向病人介绍该病的防治知识，解除焦虑、悲观的心情，树立信心，配合治疗。指导病人正确使用药物及自我护理，积极寻找、治疗病因，增强体质，提高自身免疫力，防止疾病反复发作。提高病人对眼的保护意识，避免眼外伤的发生，一旦发生眼球穿通伤，应到有条件的医院进行正规处理。

第六节　青光眼

一、疾病要点

青光眼是一组以视神经萎缩和视野缺损为共同特征的疾病，病理性眼压增高是其主要危险因素。青光眼是常见的致盲眼病。正常双眼眼压差应低于 5 mmHg，24 小时眼压波动范围应低于 8 mmHg。正常而又稳定的眼压对维持正常视功能起着重要的作用。一般来讲，高眼压可引起视神经的损害，但视神经对眼压的耐受程度有很大的个体差异。在临床上，部分病人的眼压超过正常上限，长期随访观察并不出现视神经损害及视野缺损，称为高眼压症。也有部分病人眼压在正常范围内，但却发生了典型的青光眼视神经萎缩及视野缺损，称为正常眼压性青光眼。青光眼根据前房角形态、发病机制和发病年龄分为原发性青光眼（闭角型和开角型）、继发性青光眼和先天性青光眼三大类。

原发性开角型青光眼也称慢性单纯性青光眼，是指前房角始终开放，房水外流受阻导致眼压升高的青光眼。为双眼性疾病。该病病因尚不清楚，可能与遗传有关，一般认为是房水排出道变性所致。临床上起病缓慢，症状隐蔽，预后不佳。治疗原则是以药物控制眼压为主，无效时行激光或手术治疗。

继发性青光眼，是由于某些眼病或全身疾病，干扰或破坏了正常的房水循环，使房水出路受阻而引起眼压增高的一组青光眼。其病因明确。继发性青光眼多累及单眼，一般无家族性。予对因治疗。

先天性青光眼是由于胚胎发育时期，前房角发育异常，一般认为是房角结构发育不全或未发育，或房角组织被一层中胚叶残膜覆盖，阻塞了房水排出通道而致眼压升高。按发病年龄的早晚分为婴幼儿型和青少年型青光眼。此病属遗传性疾病，男性多见，多为双眼发病。本病治疗主要是早期手术。

原发性闭角型青光眼又有急性和慢性之分。

本节重点介绍急性闭角型青光眼。

急性闭角型青光眼是一种因前房角阻塞引起眼压急剧升高并伴有相应症状和眼前段组织改变为特征的青光眼。多见于 50 岁以上老年人，女性较多见。多为双侧同时或先后发病，有一定的遗传倾向。病因尚不清楚。目前认为眼轴短、前房浅及前房角窄是其主要的解剖因素；情绪激动、精神创伤、过度劳累、气候突变、暴饮暴食、散瞳后或暗室内停留时间太长、局部或全身抗胆碱类药的应用等是本病常见的诱因。这些诱发因素造成房角机械性阻滞，房水排出受阻而急速蓄积，从而导致眼压急剧升高。

二、护理评估

（一）健康史

可有家族史。发病前多有上述的诱发因素。

（二）身体状况

急性闭角型青光眼按病程不同分六期，不同的时期各有其特征。

1. 临床前期　一般急性闭角型青光眼为双侧性眼病，当一眼已确诊为本病后，另一眼即为急性闭角型青光眼临床前期。病人可以没有任何临床症状，但多具备前房浅、虹膜膨隆、房角狭窄等表现。

2. 先兆期　有一过性或反复的小发作，表现为一过性虹视、雾视，患侧额部疼痛或鼻根部酸胀。休息后自行缓解或消失。

3. 急性发作期　眼球剧烈胀痛、头痛、恶心、呕吐、虹视及视力急剧下降，视力常降至指数或手动。眼部检查可见眼睑水肿，眼球混合性充血，角膜雾状水肿，角膜后色素颗粒沉着，前房极浅，房角关闭，虹膜节段性萎缩，瞳孔呈椭圆形散大、对光反射消失，晶状体前囊下有斑点状白色浑浊（称青光眼斑），眼压升高多在 50 mmHg 以上，指测眼压时眼球坚硬如石。此期如不及时控制，将发生严重视功能障碍，甚至导致永久性失明。

4. 间歇期　发作后自然缓解或经过治疗后得以控制，症状和体征部分消失，眼压恢复正常，房角重新开放或大部分开放。

5. 慢性期　急性发作或反复小发作后，房角发生广泛粘连，小梁功能严重损害，临床表现为眼压中等度增高，视力进行性下降，瞳孔中等度散大，眼底可见青光眼性视盘凹陷，并有相应的视野缺损。

6. 绝对期　持续的高眼压导致眼组织特别是视神经严重损害，视功能完全丧失，无光感，顽固性眼痛、头痛，瞳孔极度散大强直，角膜上皮水肿、知觉减退。

（三）社会心理状况

病人经常出现性情急躁、情绪不稳。眼痛、头痛、视力障碍，造成自理缺陷，病人焦虑不安，同时担心手术效果，害怕失明而恐惧。

三、护理诊断

1. 疼痛　眼痛或伴偏头痛，与眼压升高有关。
2. 感知改变　视力障碍，与角膜水肿、晶状体浑浊、视神经萎缩有关。
3. 自理缺陷　沐浴、穿着及如厕等日常生活自理缺陷，与视力下降有关。
4. 睡眠型态紊乱　与高眼压致眼痛、头痛有关。
5. 焦虑、悲观　与缺乏此病的防护知识，对青光眼预后信心不足有关。

6. *有外伤的危险* 与视功能障碍有关。

7. *潜在并发症* 大泡性角膜炎等，与眼压升高有关。

四、护理措施

（一）一般护理

向病人讲解与本病发病有关的原因，避免情绪激动（如过度兴奋、忧郁等）、黑暗环境中停留时间太久、短时间内饮水量过多等，以免加重病情或引起发作。保证充足睡眠，选择清淡易消化饮食，保持大便通畅。

（二）用药护理

急性发作期的病人应采取一切措施，使眼压迅速下降，减少组织损害，积极挽救视力。遵医嘱及时正确给药并观察用药反应。

1. *缩瞳剂* 可促使睫状肌收缩，缩小瞳孔，解除周边虹膜对房角的阻塞，使房角重新开放，降低眼压。用1%～2%毛果芸香碱滴眼液，每日3～5次。注意缩瞳剂的中毒反应，中毒反应有恶心、呕吐、流涎、出汗、腹痛、肌肉抽搐。若出现上述反应立即停药。预防中毒可每次滴眼后用棉球压迫泪囊区数分钟。

2. *碳酸酐酶抑制剂* 可减少房水生成而降低眼压。口服制剂是醋氮酰胺，首次量为500 mg，以后每次250 mg，每日2次口服。使用时可出现口唇、面部及指趾麻木，停药后消失。该药可抑制肾小管对钾的重吸收，长期应用可产生代谢性酸中毒、低血钾，故需补充钾盐；还可引起尿路结石、肾绞痛、血尿及小便困难等副作用，若发生此症状，可嘱病人多次少量饮水并停药。滴眼药有2%派立明。

3. *β-肾上腺素能受体阻断剂* 常用0.25%～0.5%噻吗洛尔、0.25%贝特舒等，前者对支气管哮喘、心传导阻滞、窦房结病变者忌用。

4. *高渗脱水剂* 以减少眼内容积。常用的为20%甘露醇静脉注射液250 ml，在30分钟内快速滴完。对年老体弱或有心血管疾病者，应注意呼吸及脉搏变化，以防意外发生。用药后因颅压降低，部分病人可出现头痛、恶心等症状，宜平卧休息。

（三）手术护理

急性发作期的病人待眼压降低后应及时选择恰当的手术防止再发。常见手术有小梁切除术。术前使用缩瞳剂。术后24小时绝对卧床休息，对有前房出血的病人应取半卧位或头部高枕位，减少头部活动，避免眼压升高。

（四）护理操作

小梁切除术术后检查，若发现滤过泡不明显，为了保证滤过道畅通，促进房水排泄，可作眼球按摩：请病人向上注视，操作者以食指或拇指指腹置于病人下睑，手指由下向上作半圆形轻轻按摩，稍加压，按摩时间每次3～5分钟，每日2～3次，注意按摩时先慢后快，不要用力过强，以病人能耐受为宜，一般按摩后，滤过泡隆起，有眼红反应。

（五）健康教育

做好耐心细致的心理护理，向病人讲解青光眼的相关知识，说明急性发作与紧张、情绪波动的密切关系，要求病人加强自控能力，坚定信心，消除焦虑心理，减少对预后的恐惧感，配合医师治疗。指导病人及家属进行青光眼相关症状的自我监测，以便及时诊治。指导可疑人群(40 岁以上有青光眼家族史者)进行检查，做到早诊断早治疗，以减少青光眼盲的发生。根据视力障碍的程度给予相应的帮助，满足病人生活需要，并帮助制定改变生活方式的计划，指导实施，提高其自理能力。

TIPS 小贴士

青光眼病人的烟、酒、茶

吸烟对人类的危害很大，青光眼病人吸烟容易使眼压升高且病情进一步发展。青光眼病人不能在短时间内大量饮茶。如在几分钟内饮用完 1 000 ml 后，将会使眼压升高，诱发青光眼症状。青光眼病人适量饮酒(葡萄酒每天不超过 50 ～100 ml，白酒每天不超过 5～10 ml，啤酒每天不超过 300 ml)不会对眼睛造成危害。

第七节 白内障

一、疾病要点

任何原因引起晶状体浑浊而影响视力者均称为白内障。该病为最常见的眼病和主要的致盲原因之一。根据晶状体浑浊发生的时间，白内障可分为先天性和后天性两大类，前者又以浑浊的形态、部位再命名；后者则依据发生的原因又分为年龄相关性、外伤性、并发性、代谢性和后发性多种类型。在流行病学调查中，将晶状体浑浊并使视力下降到 0.7 或以下者作为白内障的诊断标准。

先天性白内障是胎儿发育过程中，由各种因素引起晶状体发育、生长障碍，形成的形态各异、程度不同的晶状体浑浊。病因一是内源性的遗传因素，属常染色体隐性或显性遗传；另一类为孕期母体感染病毒、营养失调、代谢紊乱和中毒，影响了晶状体的正常发育所致。研究发现，母体妊娠三个月以前患风疹、水痘或腮腺炎等、维生素 A 缺乏和缺钙、甲状旁腺功能障碍等，可导致先天性白内障的发生。对视力无影响或影响不大的静止性病人，作门诊随访观察。明显影响视力者，应尽早手术。手术最佳时间为出生后 3～6 个月，最晚不超过 2 岁，以免发生形觉剥夺性弱视。

外伤性白内障是眼球的机械性损伤(钝挫伤、穿通伤)、辐射伤及电击伤等引起的晶状体浑浊。多见于儿童或青壮年人，常单眼发生。病因是由于机械伤直接或间接作用于晶状体，使囊膜破裂，房水进入晶状体，或辐射伤及电击伤等，使晶状体的正常代谢受到影响而形成浑浊。视力障碍与损伤程度有关。

并发性白内障是由眼部疾病或退变引起的晶状体浑浊。由于眼部炎症或退行性病变,使晶状体营养或代谢紊乱发生障碍,导致浑浊;也可因眼局部循环障碍造成晶状体局部上皮或内部新陈代谢异常而引起。视力下降除因晶状体浑浊的影响外,还与原发眼病有密切关系。本病常见于葡萄膜炎、视网膜色素变性、视网膜脱离、青光眼、眼内肿瘤、高度近视及低眼压等。

代谢性白内障常见的是糖尿病性白内障,为糖尿病的并发症,是由于血糖增高导致晶状体营养失调、中毒引起的晶状体浑浊。血糖增高,房水中糖含量明显增高,糖扩散渗透进入晶状体,在晶状体内醛糖还原酶的作用下,葡萄糖转化为山梨醇,山梨醇积聚使渗透压升高,晶状体内纤维肿胀变性,失去透明性变为浑浊。当视力明显减退影响工作和生活者,可在血糖控制在 8.3 mmol/L 以下后行白内障摘除术。

白内障手术后,残留的皮质及脱落在晶状体后囊上的上皮细胞增生所产生的浑浊称为后发性白内障。影响视力时可行激光治疗。

本节重点介绍年龄相关性白内障。

年龄相关性白内障又称老年性白内障,是最常见的后天性白内障,多发生于 50 岁以上人群,随年龄增长,患病率明显增高。多为双侧,可一眼先发病。发病机制尚不完全明确。一般认为是多种因素作用的结果,与全身衰老和功能减退加之紫外线照射、机体代谢低下、动脉硬化、遗传因素及晶状体营养和代谢状况等有关。年龄相关性白内障主要表现为进行性无痛性视力下降。按白内障开始形成的部位分为皮质性白内障、核性白内障、后囊下性白内障三类。

二、护理评估

(一) 健康史

年龄越大发病率越高。紫外线辐射较强的地区发病率明显增高。

(二) 身体状况

1. *视力改变* 视力呈渐进性无痛性减退,最后仅存光感。早期病人眼前有固定不动的黑点,亦可有单眼复视、多视或屈光改变等症状。

2. *皮质性白内障* 根据病程发展分为四期。初发期:仅有周边部皮质呈楔状浑浊,尖端指向中心,瞳孔区未受累,对视力无影响,往往是在散瞳后灯光斜照时见到周边部有楔状灰白色浑浊。膨胀期或未成熟期:晶状体皮质不均匀的灰白色浑浊逐渐扩散向中央发展进入瞳孔区,眼底难以窥视,视力明显减退;晶状体皮质吸收水分而肿胀,体积增大将虹膜前推,使前房变浅,可诱发闭角型青光眼急性发作;此期因前囊下皮质尚透明,用斜照法检查时,投照侧的虹膜阴影投照在深层的浑浊皮质上,该侧瞳孔区出现新月形投影,称虹膜投影。成熟期:晶状体完全浑浊呈灰白色,虹膜投影消失,眼底不能窥入;晶状体水肿减退,前房深度恢复正常,视力降至光感或手动。过熟期:成熟期持续时间过长,晶状体皮质分解或液化呈乳汁状物,晶状体核下沉,上方虹膜失去晶状体支撑而出现虹膜震颤;当直立位时,核下沉避开了瞳孔区,因而视力有所提高;液化的皮质漏到囊外时,可引起晶状体过敏性葡萄膜炎和晶状体溶解性青光眼。

3. 核性白内障　较皮质性白内障少见，发病较早，一般40岁左右开始发病，进展缓慢，常持续数年至数十年。早期视力在强光下因瞳孔缩小而减退。由于此时核密度增加而屈折力增强，可使老视减轻或近视程度增加。当核呈深棕色、棕褐色或皮质也浑浊时，视力明显降低。

4. 后囊下性白内障　为晶状体后囊下的皮质浅层出现浑浊，呈棕黄色颗粒状浑浊，并夹杂着小空泡。因浑浊位于视轴区，故早期即可出现视力障碍。此类白内障常和皮质性与核性白内障同时存在。

（三）社会心理状况

视力障碍，日常生活自理缺陷，外部信息难以感受，导致性格改变，同时对手术的惧怕，易产生焦虑、孤独的心理。

三、护理诊断

1. 感知改变　视力障碍，与晶状体浑浊、手术后双眼包扎有关。

2. 自理缺陷　沐浴、穿着及如厕等日常生活自理缺陷，与视力下降有关。

3. 潜在并发症　继发性闭角型青光眼、晶状体过敏性葡萄膜炎、晶状体溶解性青光眼、晶状体脱位，与晶状体皮质吸收水分膨胀、皮质分解液化、晶状体蛋白进入房水中有关。

4. 社交障碍　与视力下降、外部信息难以感受、导致性格改变有关。

5. 有外伤的危险　与视力下降有关。

四、护理措施

1. 一般护理　通过与病人耐心细致的沟通，讲解有关白内障的防治知识、病变特点及严重后果，说明防治的重要性及可行的措施。指导病人合理饮食，注意加强营养，如高蛋白质、多维生素的饮食，避免辛辣刺激食物；尽量避免紫外线过多照射。通过与其交谈、提供疾病信息、协助病人从事活动等，发展与病人的信任关系，减低其社交障碍的程度。

2. 用药护理　早期白内障病人遵医嘱指导病人局部及全身用药（如口服维生素C、E；局部滴白内停、谷胱甘肽眼液等），以延缓混浊进展速度。

3. 手术护理　视力明显减退，严重影响工作和生活者，可手术摘除白内障，并植入人工晶体以提高视力。术式包括现代白内障囊外摘除术及白内障超声乳化吸除术。对手术治疗的病人，除按内眼手术前后护理做好工作外，还应做好人工晶体植入术后的护理，预防人工晶体移位。避免头部震动（如咳嗽、喷嚏、擤鼻、大声说笑等）、低头及弯腰；预防便秘，观察病人的视力、眼压变化，有无眼胀、眼痛、人工晶体有无移位；教会病人保护术眼，3～6个月内避免重体力劳动、剧烈运动和低头作业，不能用力擦眼或碰撞。

4. 健康教育　根据视力障碍的程度给予相应的帮助，满足病人生活需要，并帮助制定改变生活方式的计划，指导实施，提高其自理能力。指导病人多运用听觉、触觉、残余视力，代替视力的障碍。教会病人判断方向、距离及防止跌伤、碰伤的方法。家庭要提供穿衣、取物、洗漱、如厕的方便条件，将常用物品固定摆放，病人拿取方便，促进病人完成生活自理；活动空间不留障碍物，防止碰撞，避免受伤，保证畅通安全的生活环境。同时指导病人了解白内障不同时期的并发症，如出现突然眼痛、眼球充血及视力迅速下降，应及时就诊，以便对继发性青光眼等及时治疗。

TIPS 小贴士

白内障手术的发展

白内障手术先后经历了白内障针拔术（1975 年毛泽东主席的白内障手术就是由著名中医眼科专家唐由之通过针拨术成功完成）、白内障囊外摘除术、白内障囊内摘除术、现代白内障囊外摘除术及发展到今天的先进的白内障超声乳化吸出术。后两种术式合并常规植入人工晶体（一种由特殊材料制成的植入眼内的人工透镜，取代天然晶状体的作用）已成为目前白内障复明的主流手术方式。

第八节　视网膜病

一、疾病要点

视网膜病种类繁多。下面列出常见的一些视网膜病的疾病要点。

视网膜动脉阻塞是指视网膜中央动脉或其分支阻塞。视网膜中央动脉为终末血管，一旦动脉发生阻塞，该血管所供应的视网膜营养中断、血液淤滞，势必引起视网膜功能障碍，如处理不及时最终将失明。引起视网膜血管发生阻塞的原因主要是血管栓塞、血管痉挛、血管壁的改变和血栓形成等。本病一经确诊应立即进行降低眼内压、扩张血管等急救措施。

视网膜静脉阻塞是比较常见的眼底血管病。临床上根据阻塞的部位不同，分为视网膜中央静脉阻塞及视网膜分支静脉阻塞两大类。本病的病因复杂，相关的血管病如高血压、动脉硬化和血液黏稠度高，以及血液动力学异常均可导致本病发生。压力使血流受阻，内皮损伤，血栓形成，视网膜血管发生阻塞。此病特征是视力明显下降，静脉扩张、纡曲，沿静脉分布区域的视网膜出血、水肿和渗出。本病的治疗应寻找病因，积极治疗原发病。对广泛的毛细血管无灌注区或已产生新生血管者，可用激光进行广泛视网膜光凝。玻璃体积血和视网膜脱离者，可作玻璃体手术和眼内光凝，以挽救视力。

中心性浆液性脉络膜视网膜病变是局限于眼球后极部的一种自限性疾病，预后良好。本病是因某些因素如紧张、情绪激动、感染、损伤等，使黄斑部脉络膜血流循环异常，导致视网膜色素上皮层的屏障功能发生障碍，使视网膜感觉层浆液性脱离。有明显的视物变形。中青年男性多见。目前尚无特别有效的药物进行治疗。

糖尿病性视网膜病变是常见的视网膜血管病变及主要的致盲眼病，是指糖尿病的病程中引起的视网膜微循环障碍，造成一些毛细血管无灌注区的局限性视网膜缺氧症。临床上分单纯型糖尿病性视网膜病变和增殖型糖尿病性视网膜病变。对有广泛视网膜缺血、增殖前期病变者，应积极进行眼科治疗。对增殖性糖尿病性视网膜病变应采用广泛视网膜光凝术或玻璃体切割加眼内光凝术。对严重玻璃体积血者可行玻璃体切割术。

本节重点介绍视网膜脱离。

视网膜脱离是指视网膜的神经上皮层与色素上皮层之间的分离，可分为裂孔性、非裂孔性及牵引性三大类。临床上以裂孔性视网膜脱离最多见。裂孔性视网膜脱离是由于视网膜变性或玻璃体的牵拉致使视网膜神经上皮层发生裂孔，液化的玻璃体经此裂孔进入视网膜的神经上皮层与色素上皮层之间积存，从而导致视网膜脱离；非裂孔性视网膜脱离是由于脉络膜渗出所致浆液性视网膜脱离；牵引性视网膜脱离是因增殖性玻璃体视网膜病变的增殖条带牵拉而引起的没有裂孔的视网膜脱离。

二、护理评估

1. 健康史　裂孔性视网膜脱离常见于高度近视眼、白内障摘除术后无晶体眼、老年人和眼外伤病人。非裂孔性视网膜脱离见于中心性浆液性脉络膜视网膜病变、葡萄膜炎、后巩膜炎、妊娠高血压综合征、恶性高血压以及特发性葡萄膜渗漏综合征等疾病。牵引性视网膜脱离见于糖尿病性视网膜病变、视网膜静脉阻塞等视网膜缺血引起的新生血管膜的牵拉，或由眼球穿通伤引起的眼内纤维组织增生牵拉视网膜所致。

2. 身体状况

(1) 初发时有眼前闪光感和眼前黑影飘动。

(2) 相对应视网膜脱离区的视野缺损。如累及黄斑区时视力明显减退。

(3) 眼底检查见视网膜脱离区的视网膜呈青灰色隆起，并像波浪状起伏，其上有暗红色的视网膜血管，散瞳后可找到视网膜裂孔。黄斑裂孔多为圆形。眼压常偏低，这是因为眼内液体过多地通过色素上皮进入脉络膜而造成的。玻璃体有后脱离和液化。

3. 社会心理状况　起病急，病人知识缺乏，常因恐惧失明而焦虑不安。

三、护理诊断

1. 感知改变　视力下降及视野缺损，与视网膜脱离有关。

2. 自理缺陷　沐浴、穿着及如厕等日常生活自理缺陷，与视力下降有关。

3. 焦虑、悲观　与视力下降及对预后的担心有关。

4. 知识缺乏　缺乏本病的相关防治知识。

5. 潜在并发症　并发性白内障、虹膜睫状体炎、继发性青光眼、眼球萎缩等。

四、护理措施

1. 一般护理　向病人讲解与本病发病有关的原因，避免外伤，以免加重病情。遵医嘱让病人安静卧床休息，适当限制眼球运动，并使裂孔处于最低位，减少视网膜脱离范围扩大的机会，增加手术成功率。

2. 用药护理　遵医嘱用1%阿托品充分散瞳。

3. 手术护理　视网膜脱离的治疗原则是手术封闭裂孔。可采用光凝、电凝或冷凝使裂孔周围产生炎症反应闭合裂孔，再根据视网膜脱离的情况，选择巩膜外垫压术、巩膜环扎术或玻璃体手术等，使视网膜复位。手术病人除按内眼手术前后护理进行外，术后病人需安静卧床一周，双眼包扎，充分休息，患眼继续散瞳至少1个月。玻璃体注气病人为帮助视网膜恢复和防止晶状体浑浊应低头或给予俯卧位，等气体吸收后改正常卧位。

4. 健康教育　根据视力障碍的程度给予相应的帮助，满足病人生活需要，并帮助制定改变生活方式的计划，指导实施，提高其自理能力。定期复查。

第九节　屈光不正与老视

一、疾病要点

屈光不正与老视的要点见表2-4。

表2-4　屈光不正与老视疾病要点

疾病名称		疾病要点
屈光不正	近　视	近视眼是指在眼的调节静止状态下，平行光线经过眼的屈光系统屈折后，聚焦在视网膜之前。根据近视度数分三类：低于－3.00D为轻度近视；－3.00D～－6.00D为中度近视，高于－6.00D为高度近视
	远　视	远视眼是指在眼的调节静止状态下，平行光线经过眼的屈光系统屈折后，聚焦在视网膜之后。根据远视度数分三类：低于＋3.00D为轻度远视；＋3.00D～＋5.00D为中度远视，高于＋5.00D为高度远视
	散　光	散光是由于眼球各经线的屈光力不同，平行光线经过眼内屈光系统屈折后不能在视网膜上形成焦点，而形成焦线的一种屈光状态。临床上分规则散光和不规则散光两类
老　视		老视，又称老花，是指随着年龄增加，眼的调节功能日益减退，近距离阅读或工作感觉困难的现象。这是一种由于年龄所致的生理性调节力减弱现象

二、护理评估

1. 健康史

(1) 高度近视眼家族中多有遗传史。轻中度近视与后天用眼卫生有关，如照明不足、阅读距离过近、阅读时间过久、字体不清或过小、阅读姿势不良等，常有视疲劳。

（2）询问远视者有无视疲劳等不适。

（3）询问散光者有无视物模糊、重影等症状。

（4）老视者有将近距离读物移远及视疲劳的现象。

2. 身体状况

（1）近视眼者远视力下降，近视力正常。可有外斜视。一般高度近视眼常发生程度不等的视网膜退行性改变，如视乳头颞侧弧形斑、豹纹状眼底、脉络膜萎缩等。

（2）视疲劳是远视眼的重要症状，表现为视物模糊、头痛、眼胀痛、眉弓部胀痛、畏光、流泪等。视力因远视屈光度高低不同，调节力强弱不等而有差异。典型的远视者视远不清，视近更不清。眼底检查可见视乳头较正常小而色红，边界较模糊，但视力可矫正、视野正常，故称假性视乳头炎。

（3）散光者视疲劳明显，表现为眼胀、头痛、恶心、流泪。视力看远看近均不清楚，似有重影。习惯性眯眼，以达到针孔或裂隙作用。幼儿时期的高度散光易引起弱视。高度不对称散光病人可有头位倾斜和斜颈。

（4）老视者视近物困难，常将注视目标放得远些才能看清楚。随年龄增长，虽然将注视目标尽量放远也无法看清。近距离工作和阅读易产生视疲劳。

3. 社会心理状况　缺乏相关知识而延误治疗。

三、护理诊断

1. 感知改变和受伤的可能　与视力不佳有关。

2. 潜在并发症　玻璃体液化、晶状体浑浊、视网膜脱离等，以高度近视者多见。

3. 知识缺乏　缺乏防治知识及正确的配戴眼镜的知识。

四、护理措施

1. 一般护理　指导家长注意营养膳食，加强锻炼，增强体质，促进眼和全身发育。

2. 用药护理　遵医嘱用1%阿托品或0.25%～0.5%托吡卡胺滴眼液散瞳检影。

3. 护理操作　指导矫正：

（1）近视：镜片矫正为最常用和最好的方法。选择以获得最佳视力的最低度数凹透镜片。矫正不宜过度，防止诱发调节紧张，导致眼疲劳。也可戴角膜接触镜矫正，具有视野较大、不影响外观等优点，但需经常取戴，且会发生各种并发症。屈光性手术矫正也很常见，如准分子激光手术、眼内屈光手术和巩膜屈光手术。

（2）远视：学龄前儿童生理性远视一般无需配镜，但伴有内斜视的儿童需检查后及早配戴适当的远视镜矫正。40岁以下的病人需散瞳验光。轻度远视无症状则不需矫正，如有视疲劳和内斜视应戴镜；中度远视或中年以上病人应戴镜矫正以增进视力，消除视疲劳及防止内斜视的发生。

（3）散光：轻度散光而无明显症状者可不必矫正，如有视疲劳则应遵医嘱配戴圆柱镜片矫正。不规则散光可试用角膜接触镜、角膜塑形镜矫正。

(4) 老视：一般正视眼在 40～45 岁配 +1.00D～+1.50D，以后每增加 5 岁大约增加 +0.50D。矫正时应了解病人平时的工作情况，如进行近距离精细工作，则凸透镜度数需高些，如远距离工作，则度数可低些，如需看远看近均有良好视力，则可配双光镜或渐变镜。

4. 健康教育　开展青少年近视眼的防治健康教育，坐姿端正，眼与书本距离保持 25～30 cm，养成良好的用眼卫生习惯，不在乘车、走路、卧床、阳光照射或暗光下看书。用眼 1 小时后应休息 10 分钟左右并远眺或做眼保健操，使眼部调节放松。学习环境光线要充足，照明应无眩光或闪烁，黑板无反光，桌椅高度适合。定期检查视力，如有异常及时矫治。

TIPS 小贴士

准分子激光手术

准分子激光是一种工作物质为氟化氩的气体激光，其波长仅 193 nm，不会穿入眼内，无热效应。准分子激光手术就是用准分子激光通过对角膜瓣下基质层进行屈光性切削，从而改变瞳孔区的角膜曲率，达到矫正屈光不正的目的。通俗来看就是把角膜当成一种透明材料，通过切削做成了一副镜片。该手术对角膜厚度的要求较高，只适合近视度数稳定两年以上的成年人。

第十节　斜视与弱视

一、疾病要点

两眼不能同时注视目标，一眼注视时另一眼偏离，表现眼位不正称斜视。多为眼外肌或支配眼外肌的神经功能异常所致。根据病因分为共同性斜视和麻痹性斜视两大类。

弱视是指在视觉发育期间，由于各种原因造成视觉细胞的有效刺激不足，从而造成矫正视力低于同龄正常儿童，通常矫正视力不超过 0.8。一般眼科检查未见黄斑中心凹异常。是儿童较为常见的眼病。

二、护理评估

（一）健康史

询问斜视发生的时间、有无复视、歪头及家族史；有无外伤、感染、肿瘤等全身疾病史。询问家长有关弱视患儿出生时的情况，有无其他眼病等病史。

（二）身体状况

1. 共同性斜视　斜视眼可随注视眼运动，不受限制；常伴有屈光不正和弱视；遮盖健眼时，斜视眼眼球运动基本正常。

2. 麻痹性斜视　斜视眼不能随注视眼运动；有复视，可伴头晕和恶心、呕吐等症状，遮盖一眼症状消失。一条或几条眼外肌运动受限；可有代偿头位。

3. 弱视　多为单侧，患儿多有斜视，屈光不正，屈光介质不透明，如先天性白内障等。

（三）社会心理状况

病人或家长对斜视及弱视早期治疗的知识缺乏了解。

三、护理诊断

1. 焦虑、悲观　由于眼位偏斜影响面容及社交所致。

2. 感知的改变　复视、眩晕，与眼外肌麻痹有关；视力减退与弱视有关。

3. 知识缺乏　病人或家长对斜视及弱视早期治疗的必要性缺乏了解。

四、护理措施

1. 一般护理　帮助病人寻找病因并进行治疗。对有心理压力的病人进行心理疏导，取得他们的信任和合作，树立起战胜疾病的信心。

2. 用药护理　麻痹性斜视按医嘱给予药物治疗，如维生素 B_1、B_{12}、ATP、糖皮质激素及抗生素等。

3. 护理操作　遵医嘱指导病人进行弱视纠正治疗。早期发现是弱视治疗的关键。最主要和最有效的方法是常规遮盖疗法。对屈光不正性弱视首先应佩戴眼镜矫正。遮盖疗法是完全遮盖健眼，强迫患眼注视，鼓励患儿用弱视眼做写字、穿珠子等精细目力的活动。不同年龄遮盖时间不同。遮盖治疗时须注意被遮盖眼的情况，避免发生遮盖引起的形觉剥夺性弱视。

4. 手术治疗　对共同性斜视，斜视角已稳定，或经非手术疗法后仍有偏斜，以及有交替性注视的病人应遵医嘱及早手术。

5. 健康教育　向病人及家属讲明弱视的危害性、可逆性、治疗方法及可能发生的情况、注意事项等。

第十一节　眼外伤

一、疾病要点

眼外伤是指机械性、物理性和化学性等因素直接作用于眼部，引起眼的结构和功能的损害（表 2—5）。眼外伤往往造成视力障碍甚至眼球丧失，是单眼失明的最主要原因。

根据眼外伤的致伤因素，可分为机械性和非机械性眼外伤两大类。前者包括眼钝挫伤、眼球穿通伤、眼异物伤等；后者包括酸碱化学伤、热烧伤、辐射伤等。

表 2－5　眼外伤疾病要点

疾病名称	疾病要点
眼钝挫伤	是由机械钝力造成眼附属器或眼球的损伤，可引起眼内多种结构和组织的病变。其病因常为飞溅的石块、铁块、木棍及拳头、球类打击、跌撞、交通事故等直接作用于眼球，钝力也可经眼内组织传导，产生间接损伤
眼球穿通伤	眼球穿通伤是由锐利器械刺破或异物碎片击穿眼球壁所致的机械性眼外伤。一个锐器造成眼球壁有入口和出口的损伤，称穿通伤
眼异物伤	多数异物为铁类磁性金属，也有非磁性金属异物如铜和铅。非金属异物包括玻璃、碎石及植物性和动物性异物等。眼异物伤分为眼球外异物伤和眼内异物伤两种。眼内异物伤是指异物碎片击穿眼球壁，异物存留在眼内。采用 X 线摄片、超声波、CT、MRI 等可帮助眼内异物的诊断。MRI 不能用于磁性异物检查
眼化学伤	眼化学伤是指化学物质引起的眼部组织损伤。常见的有无机酸（如硫酸、盐酸、硝酸等）和碱性物质（如氢氧化钠、生石灰、氨水等）。就地用水彻底冲洗是治疗的关键

二、护理评估

1. 健康史　有明确的外伤史。详细询问外伤的时间、致伤物的名称及致伤的过程。

2. 身体状况

（1）眼钝挫伤可有不同程度的视力障碍。眼附属器钝挫伤可出现眼睑水肿、皮下淤血、皮肤裂伤；球结膜下出血、结膜裂伤；泪小管断裂；眶壁骨折等。眼球钝挫伤可出现角膜上皮擦伤、角膜水肿及角膜裂伤；巩膜破裂；前房积血；外伤性瞳孔散大、虹膜根部断离；晶状体脱位及外伤性白内障；玻璃体积血；视网膜震荡和脱离等。

（2）眼球穿通伤依据致伤物大小、形态、性质、刺伤速度，受伤部位，污染程度及眼球内有无异物存留，可出现不同程度的眼痛、流泪等刺激症状，以及不同程度的视力下降及眼组织损伤。小于 3 mm 的角膜穿通伤伤口可自行闭合，检查时仅见角膜有贯穿性浑浊带；较大伤口多伴虹膜嵌顿、晶状体的损伤。巩膜穿通伤时，小伤口易忽略，穿孔处可能仅见结膜下出血；大的伤口常伴睫状体或脉络膜、玻璃体和视网膜损伤及玻璃体积血。损伤黄斑会造成永久性中心视力丧失。异物碎片引起的眼球穿通伤，异物可存留于眼内各个部位。眼内异物可引起外伤性虹膜睫状体炎、化脓性眼内炎及交感性眼炎。铁质异物在眼内溶解氧化，对视网膜有明显的毒性作用，可产生铁质沉着症。

（3）酸能使组织蛋白发生凝固性坏死，因而能阻止酸继续向深层渗透，组织损伤相对较轻。碱能溶解脂肪和蛋白质，与组织接触后发生皂化反应，因此碱能很快渗透到组织深层和眼内，使细胞分解坏死，所以碱性烧伤的后果更严重，预后更差。根据烧伤后组织反应情况可分为轻、中、重三种程度烧伤。轻度者，眼睑及结膜轻度充血、水肿；角膜上皮点状剥脱或水肿。数日后水肿消退、上皮修复，不留瘢痕，视力不受影响。中度者，眼睑皮肤可引起水泡或糜烂；结膜水肿，出现小片缺血坏死；角膜有明显浑浊、水肿，上皮层完全剥脱。治愈后遗留角膜斑翳，影响视力。重度者，多为强碱引起。结膜出现广泛缺血坏死，呈灰白色；角膜全层浑浊甚至呈瓷白色；角膜基质层溶解，造成角膜溃疡或穿孔。碱渗入前房常引起葡萄膜炎、继发性青光眼和白内障。晚期可致眼睑畸形、睑外翻、睑内翻、睑球黏连及结膜干燥症等。

3. 社会心理状况　病人对突然而致的外伤感到恐惧，同时担心视功能难以恢复而焦虑和悲观。

三、护理诊断

1. 感知改变　视力下降，与眼组织损伤有关。

2. 疼痛　与眼组织损伤、眼内积血、眼压升高有关。

3. 自理缺陷　与视力下降、术眼包扎有关。

4. 焦虑、悲观　与担心预后有关。

5. 潜在并发症　包括角膜溃疡、交感性眼炎、化脓性眼内炎、继发性青光眼、外伤性白内障、视网膜脱离、眼睑畸形等。

四、护理措施

（一）一般护理

稳定病人及家属的情绪，迅速安排急诊和抢救，耐心细致地解释病情、治疗方法及预后，使病人能够正确面对现实，积极配合治疗和护理。根据视力障碍的程度给予相应的帮助，满足病人生活需要，并帮助制定改变生活方式的计划，指导实施，提高其自理能力。

（二）用药护理

遵医嘱给予止痛、止血、降眼压、抗感染、维生素类、糖皮质激素、破伤风抗毒素等药物治疗。

（三）护理操作

依据眼外伤性质采取不同护理操作措施。

1. 眼钝挫伤　出现眼睑水肿、皮下淤血者，早期可冷敷以促进吸收，眼睑皮下气肿者禁止擤鼻。

2. 眼球穿通伤　眼球穿通伤急救护理时，切忌冲洗、挤压。

3. 眼异物伤　异物须及早取出，避免异物造成进一步物理和化学性损伤。

4. 眼化学伤　首先争分夺秒地在现场彻底冲洗眼部，使损伤降低到最小的程度。应立即就地取材，用大量清水或其他水源反复冲洗，冲洗时应翻转眼睑，转动眼球，暴露穹隆部，将结膜囊内的化学物质彻底洗出。应至少冲洗 30 分钟。送至医疗单位后，根据时间早晚可再次冲洗，并检查结膜囊内是否还有异物存留。也可行前房穿刺术。每日换药时用玻璃棒分离结膜囊或安放隔膜，并涂大量抗生素眼膏以防止睑球粘连。1%阿托品每日散瞳。

（四）手术护理

一般初期予清创缝合，必要时二期手术。泪小管断裂应吻合，严重的结膜裂伤应缝合。角巩膜裂伤者应在显微镜下仔细缝合；虹膜根部离断伴复视者，可行虹膜根部缝合术。晶状体浑浊或脱位导致继发性青光眼，可行白内障摘除术。玻璃体积血伤后3个月以上未吸收或伴有视网膜脱离者，应行手术治疗。对行眼球摘除术的病人，应详细向病人介绍手术的必要性及术式，术后安装义眼等事宜。

（五）健康教育

进行卫生宣传，讲授眼外伤的防治常识，工矿企业健全安全生产制度，改善劳动条件，正确指导急救常识，增强自我救治能力。

TIPS 小贴士

视觉2020：享有看得见的权利

“视觉2020：享有看得见的权利”行动是由世界卫生组织（WHO）、国际防盲协会（IAPB）和多个国际非政府组织于1999年2月18日在日内瓦联合发起的一项规模空前的全球防盲运动。行动重点是在2020年以前，根除可避免盲：包括白内障、沙眼、河盲（即盘尾丝虫病，只存在于某些非洲及少数拉美国家）、儿童盲及低视力与屈光不正。

第十二节　眼科手术病人的护理

一、外眼手术病人的护理

外眼手术包括眼睑、眼肌、泪囊、结膜等。

1. 术前护理

（1）协助病人完成术前的各项必要的检查，如血常规、凝血试验、心电图等。

（2）术前三天开始滴抗生素眼药水，每日3～4次，以清洁结膜囊，避免术后感染。

（3）向病人及家属说明手术的目的、手术过程及注意事项。外眼手术虽为小手术，但病人仍可紧张和焦虑，应安抚病人，消除病人的紧张焦虑心理，密切配合手术。

（4）检查病人患眼局部有无炎症，如无禁忌证，按外眼手术常规洗眼。

2. 术后护理

（1）观察有无出血或其他不适。

（2）给予普食或半流食。

（3）术后嘱其按医嘱全身应用抗生素和其他药物，按时换药和复查。

二、内眼手术病人的护理

内眼手术包括角膜、虹膜、巩膜、晶状体、玻璃体及视网膜手术等。内眼手术造成眼内与眼外相通，增加了手术后感染的机会，因此术前术后的护理是关系到手术能否成功的重要环节。

1. 术前护理

(1) 根据病情及拟行的手术向病人及家属说明手术的目的、手术过程及前后应注意的问题，积极做好病人的心理护理，使病人消除恐惧，密切合作。

(2) 了解病人全身情况，协助病人完成术前的各种检查。心脏病、高血压、糖尿病等病人应采取必要的治疗及护理措施。如有发热、咳嗽、月经来潮、颜面疖肿及全身感染等情况要及时通知医师，以便进行必要的治疗和考虑延期手术。

(3) 协助病人做好个人清洁卫生，洗头、洗澡，换好干净内衣、内裤；长发要梳成辫子。

(4) 训练病人仰卧，必要时练习在床上大小便及床上用餐，训练病人能按要求向各个方向转动眼球，以利于术中或术后观察和治疗。

(5) 术前 3 天开始点抗生素眼药水，每日 4～6 次，以清洁结膜囊。术前一日晚(急症手术例外)剪去眼睫毛，并用生理盐水冲洗结膜囊。术前眼部消毒，再次用生理盐水冲洗结膜囊，戴帽包裹头发。

(6) 术晨测量生命体征，记录并在交班时报告。

(7) 手术当日进易消化食物，不可过饱，以免术中发生呕吐。全麻病人术前 6 小时禁食。去手术室前嘱病人排空大小便。

(8) 病人去手术室后，护士应整理床铺，准备好术后护理用品，等待病人回病房。

2. 术后护理

(1) 术毕眼垫遮盖双眼，用平车或轮椅将病人推回病房。嘱病人安静卧床休息，头部放松，不得用力挤眼、咳嗽、大声说话，防止碰撞眼部。全麻病人未醒期间去枕平卧，头偏向一侧，防止呕吐物误吸入气管引起窒息。

(2) 术后数小时内病人如感到疼痛，可按医嘱给予镇痛药，并通知医师。

(3) 术后感染通常发生于 48 小时内，如能及早发现、紧急处理常可挽救视功能。应按时巡视病人，注意询问和观察眼部及全身情况。注意眼垫有无松脱、移位、渗血或渗液。嘱病人不要弄湿、污染和自行拆开眼垫。术后换药时所用的抗生素药水、散瞳剂等应为新开封的，敷料每日更新，浸泡器械的溶液应及时按期更换，以免发生感染。

(4) 术后给予易消化饮食，多进食蔬菜和水果，保持大便通畅，如三天无大便应给予缓泻剂通便，避免过度用腹压，否则对创口不利。

(5) 对膀胱充盈不能自行排尿的卧床病人，应先解除其紧张情绪，局部热敷按摩，以助排尿，无效者可考虑导尿。

(6) 更改护理等级后，嘱病人逐步适应，不要剧烈运动，勿过度弯腰低头取物，以避免腹压增加。

案例思考题

1. 男性病人，40 岁。拔茭白时，被茭白叶擦伤左眼。当时略有不适，未予处理。7 天后有眼痛、视力下降。检查左眼：视力 0.05，不能矫正；眼球混合充血；角膜中央可见不规则溃疡；前房积脓约 1 mm。角膜刮片查找真菌菌丝阳性。请问：病人的护理诊断有哪些？护理措施有哪些？

2. 女性病人，55 岁。发病前 4 天，配偶意外去世。发病开始时，鼻根部有酸胀感，随后右眼胀痛、视力下降伴恶心、呕吐。检查：右眼视力 0.02；混合充血；前房浅；瞳孔散大，固定；眼压 50 mmHg。请问：病人的护理诊断有哪些？护理措施有哪些？如何进行健康指导？

3. 男性病人，67 岁。逐渐视物不清 3 年。检查：左眼视力眼前手动，晶状体浑浊，眼底看不清，眼压 18 mmHg。请问：病人的护理诊断有哪些？护理措施有哪些？

4. 女性病人，45 岁。有高度近视。右眼视力突然下降伴眼前黑影飘动 3 天。检查：右眼视力手动/眼前，鼻下方视野缺损。眼底检查见颞上方视网膜呈青灰色隆起，散瞳后找到视网膜裂孔。请问：病人的护理诊断有哪些？护理措施有哪些？

（桂　平）

第三章 眼科护理实践

第一节 局部用药

一、滴眼药水

1. 目的　防治眼部疾病、散瞳或缩瞳、表面麻醉。

2. 物品　眼药水、滴管或滴瓶、消毒棉签等。

3. 方法　病人取坐位或仰卧位，头稍后仰，眼向上注视。用左手拇指或棉签轻轻向下拉开下睑，右手持眼药瓶或滴管，距眼 2～3 cm 处将眼药水滴入下穹隆部 1～2 滴(图 3－1)，轻提上睑使药液均匀分布于结膜囊内，嘱病人轻轻闭眼 1～2 分钟，若有溢出可用干棉签拭去。

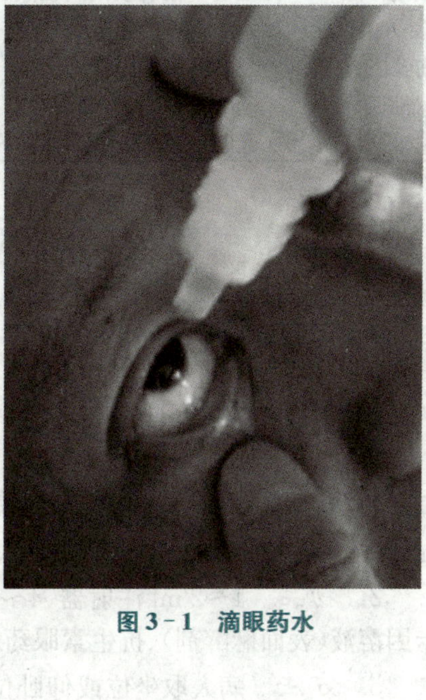

图 3－1　滴眼药水

4. 注意事项

(1) 滴药前操作者要先洗手，严格查对眼药水及所滴眼别，检查眼药水有无絮状沉淀等变质现象。

(2) 滴药时动作要轻柔，勿压迫眼球。注意眼药水不要直接滴在角膜上。

(3) 眼药瓶或滴管口勿触及眼球表面、眼睑和睫毛，避免污染或划伤。

(4) 滴用阿托品眼液等毒性药品时，滴后立即按压泪囊区 2～3 分钟，以免药液吸收引起中毒。

(5) 多种眼药同用时，宜间隔 5 分钟左右，以免影响吸收。

二、涂眼药膏

1. 目的　用于防治眼部疾病、手术后、睑裂闭合不全等，其药效较持久。

2. 物品　眼药膏、消毒棉签。

3. 方法　病人体位同滴眼药水法。用左手分开上下睑，右手将药膏直接挤入下穹隆部。

4. 注意事项　涂眼药膏时，管口勿触及眼球表面、眼睑和睫毛；对眼穿通伤或角膜溃疡病人，涂眼药膏时不要压迫眼球，更不要按摩，以免造成角膜穿孔。

【附】几种常用眼药

类型	名称
抗菌类	妥布霉素滴眼液、硫酸新霉素滴眼液(氨基糖苷类) 氧氟沙星滴眼液、乳酸环丙沙星滴眼液(喹诺酮类) 四环素眼膏(四环素类) 红霉素眼膏(大环内酯类) 磺胺醋酰钠滴眼液(磺胺类) 利福平滴眼液 氯霉素滴眼液
抗病毒类	阿昔洛韦滴眼液
抗真菌类	氟康唑滴眼液
激素类	地塞米松磷酸钠滴眼液、醋酸可的松滴眼液
复方类	四环素可的松眼膏、复方妥布霉素滴眼液(含激素)
抗过敏类	色甘酸钠滴眼液(肥大细胞稳定剂)
缩瞳剂	硝酸毛果芸香碱滴眼液
散瞳剂	托吡卡胺滴眼液、1%阿托品眼膏或眼液

第二节　注射用药

一、结膜下注射

1. 目的　用于治疗眼球前段疾病，提高眼内局部药物浓度，延长药物作用时间，增强药效。

2. 物品　1～2 ml 注射器、4～6 号注射针头、药物、0.5%～1%丁卡因或 2%利多卡因溶液(表面麻醉剂)、抗生素眼药水、消毒棉签等。

3. 方法　病人取坐位或仰卧位，患眼滴表面麻醉剂 2 次，每次间隔3～5 分钟。选择近穹隆部的球结膜注射。用左手分开上下睑，颞下方注射时，嘱病人眼球上转并固视，右手持注射器，避开血管挑起球结膜进针，将药物缓缓注入，可见球结膜呈鱼泡样隆起

(图 3-2)。注射量一般为每次 0.1～0.5 ml。拔针后滴抗生素眼药水，观察无反应后再涂抗生素眼膏，眼垫遮盖后方可离开。

4. 注意事项　注射前询问药物过敏史，必要时作皮试，核对药物和眼别；进针时，注射器针头斜面朝向巩膜，刺入方向平行于角膜缘，嘱病人勿转动眼球，以免划伤角膜；对不合作者用开睑器开睑并固定眼球后再注射。

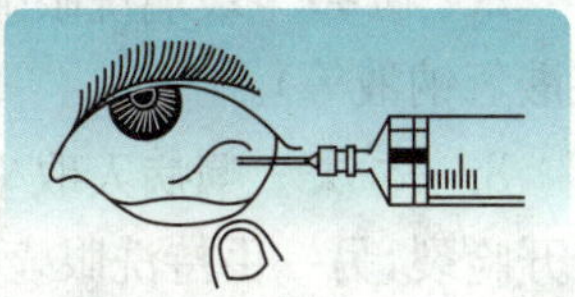

图 3-2　球结膜下注射法

二、球周注射法与球后注射法

(一) 目的

用于眼病的治疗、内眼手术时的麻醉。

(二) 物品

5 ml 注射器、5 号长针头、药物、0.5%碘伏、消毒棉签、纱布眼垫及消毒盘等。

(三) 方法

1. 球周注射法　病人取仰卧位，用 0.5%碘伏常规消毒眼周皮肤。内眼手术时皮肤进针点在眶上缘中内 1/3 交界处眼球与眼眶之间，用一消毒棉签置眼球与眼眶间按压，使眼球稍推向下，垂直皮肤面进针约 2.5 cm，回抽无血后注药 3.5 ml，然后退针至相当于球结膜水平，再推注 0.5 ml，出针，用纱布块垫上间断加压约 10 分钟。眼病治疗时皮肤进针点在眶下缘中外 1/3 交界处眼球与眼眶之间，方法同上。

2. 球后注射　病人取仰卧位，用 0.5%碘伏常规消毒眼周皮肤。嘱病人患眼向鼻上方注视。操作者双手消毒，在患眼眶下缘中外 1/3 交界处将针头垂直刺入皮肤 1～1.5 cm后，再将针头转向眶尖方向推进，深至 3～3.5 cm 时，回抽注射器无回血，缓慢注入药液。拔针后嘱病人闭眼并盖眼垫压迫眼球片刻，使药液迅速扩散并防止出血。

(四) 注意事项

注意核对药物及眼别，严格无菌操作，动作要轻柔。切忌在眶内反复捣动，导致球后出血及损伤视神经。进针深度不宜超过 3.5 cm，进针时如有明显抵抗感，不得强行进针，以免刺伤眼球。如回抽注射器有回血，立即拔针，用眼垫压迫止血，如不出现眼球突出，可重新注射，如出现眼球逐渐突出、运动受限，则为球后出血，应单眼绷带加压包扎，2～3 日后再考虑注射。

第三节　眼科冲洗

一、结膜囊冲洗

1. 目的　清除结膜囊内异物、酸碱化学物质及分泌物，手术前常规清洁结膜囊。

2. 物品　玻璃洗眼壶或冲洗用吊瓶、受水器、干消毒棉球及冲洗液(生理盐水、2%碳酸氢钠液等)。

3. 方法　嘱病人取坐位或仰卧位，自持受水器紧贴于冲洗眼面颊部。操作者一手分开睑裂，另一手持洗眼壶或吊瓶冲洗头，距眼 2～3 cm，先以少量冲洗液冲洗面颊部皮肤，再移向眼部冲洗，并嘱病人转动眼球，冲洗结膜囊各部。在眼化学伤冲洗时，要增加冲洗液的量和冲洗时间，冲力宜大，距离要稍高些。冲洗完毕，用干棉球拭干，取下受水器。

4. 注意事项　冲洗液温度要适宜，冲洗液不可直接射向角膜。深层角膜溃疡及眼球穿通伤病人切勿冲洗；如患传染性眼病，不要让冲洗液流至健眼，冲洗用具使用后应严格消毒。

二、泪道冲洗

1. 目的　用于泪道疾病的诊断及治疗，泪道及内眼手术前的泪道清洁。

2. 物品　注射器、泪道冲洗针头、泪点扩张器、受水器、0.5%～1%丁卡因溶液或2%利多卡因溶液、冲洗液、消毒棉签及棉球。

3. 方法　病人体位同结膜囊冲洗法。用表麻药液浸润的小棉签夹在患眼上下泪点之间 3～5 分钟。操作者以左手拇指或棉签轻轻拉开下睑内眦部，充分暴露下泪点，右手持注射器，将冲洗针头先垂直插入泪点 1～2 mm，再转为水平向内侧进针，感觉触及骨壁时稍后退缓缓注入冲洗液(图 3-3)。若冲洗液顺利进入鼻腔或咽部表示泪道通畅，冲洗液从泪点返流为泪道狭窄或阻塞，伴黏液或脓液为慢性泪囊炎。

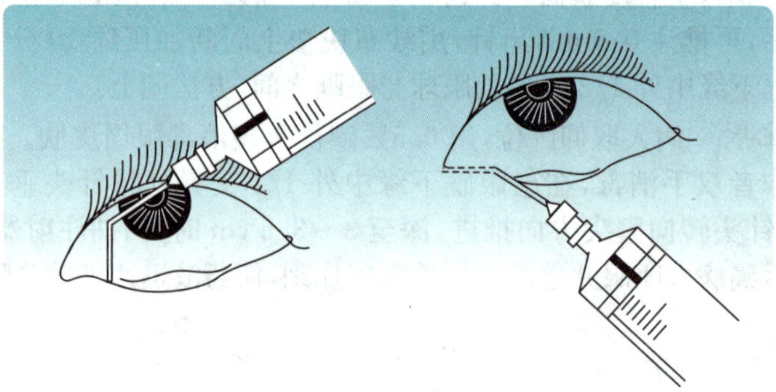

图 3-3　泪道冲洗法

4. 注意事项　泪点狭小者，宜先用扩张器扩大泪点再冲洗；慢性泪囊炎者冲洗前先挤压泪囊部，排出分泌物；泪道冲洗时，动作要轻巧、准确，若进针遇阻力，切不可强行推进，以免损伤泪道；冲洗时如出现下睑肿胀，则为形成假道，应停止冲洗并予以抗感染药物，以防发生蜂窝织炎。

案例思考题

散瞳剂主要有哪几种？说出其药物护理的适应证和禁忌证。

(胡雪芬)

B篇　耳鼻咽喉科护理

第四章　耳鼻咽喉科护理
相关知识要点

第一节　解剖生理要点

一、鼻的解剖要点

鼻由外鼻、鼻腔、鼻窦三部分组成。

（一）外鼻

外鼻位于颜面部中央，呈三棱锥体状（图 4－1），由骨和软骨构成支架，外覆皮肤及皮下组织。鼻尖、鼻翼及鼻前庭皮肤富有皮脂腺、汗腺和毛囊，为痤疮和疖肿的好发部位。若患疖肿时应禁止挤压，因面部静脉无瓣膜，血液可逆向流进海绵窦，引起海绵窦感染等颅内并发症。

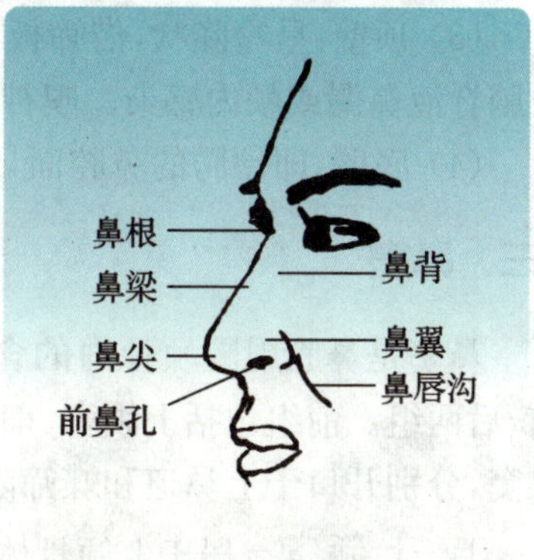

图 4－1　外鼻

（二）鼻腔

鼻腔起自前鼻孔，经后鼻孔与鼻咽部相通，被鼻中隔分成左右两侧。每侧鼻腔又分为鼻前庭和固有鼻腔。

1. 鼻前庭　位于鼻腔前部，表面由皮肤覆盖，有鼻毛生长，并有皮脂腺和汗腺，易患疖肿。

2. 固有鼻腔　为鼻阈（鼻前庭皮肤与鼻腔黏膜移行处称鼻阈）与后鼻孔之间的部分，表面由黏膜覆盖，有内、外、顶、底四个壁。

（1）内侧壁：即鼻中隔。其前下方的黏膜内有丰富的血管汇集成丛，此处称“利特尔区”，是鼻出血的好发部位。

(2) 外侧壁：鼻腔外侧壁自上而下有三个呈阶梯状排列的长条骨片，外覆黏膜，依次称为上、中、下鼻甲。各鼻甲的外下方均有一裂隙样空间，依次称为上、中、下鼻道（图4－2）。

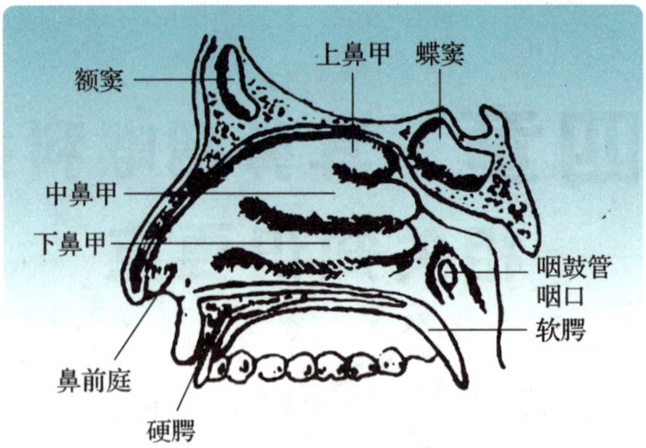

图 4－2 鼻腔外侧壁

上鼻甲最小，前鼻镜检查一般窥不到。其后上方有蝶筛隐窝，是蝶窦开口之处。上鼻道内有后组筛窦的开口。中鼻甲较大，属筛骨的一个结构。中鼻道内有额窦、前组筛窦、上颌窦的开口。中鼻甲、中鼻道及附近的区域统称为“鼻道窦口复合体”，是功能性鼻内镜鼻窦手术的标志和进路。下鼻甲最大，前端接近鼻阈，后端距咽鼓管咽口 1～1.5 cm。下鼻甲肿胀或肥大时可影响咽鼓管功能，出现耳鸣、耳闭塞感等症状。下鼻道的前上方有鼻泪管的开口，后端黏膜下有鼻-鼻咽静脉丛，老年人鼻腔后部的出血，常发生于此处。在下鼻道前中 1/3 交界处距下鼻甲附着处骨壁较薄，是上颌窦穿刺的进针部位。

(3) 顶壁：呈穹隆状，借筛板与颅前窝相隔。该板菲薄，易因外伤骨折或手术误伤导致脑脊液鼻漏或颅内感染。嗅神经的分支经过筛板的筛孔进入鼻腔，分布于嗅区黏膜。

(4) 底壁：即硬腭的鼻腔面，借此与口腔相隔。

（三）鼻窦

鼻窦是鼻腔周围颅骨内的含气空腔，左右成对，共 4 对。按其开口的位置，可分为前、后两组。前组包括上颌窦、前组筛窦和额窦，均开口于中鼻道；后组包括后组筛窦和蝶窦，分别开口于上鼻道和蝶筛隐窝。

1. 上颌窦　居于上颌骨体内，窦口位置较高，不利引流，故发病率较高。其前壁有一浅凹陷，称尖牙窝，此处骨壁较薄，上颌窦根治术多经此进入。底壁为上颌骨的牙槽突，与上颌第二前磨牙和第一、二磨牙的关系密切，常因牙根感染而引起牙源性上颌窦炎。

2. 筛窦　位于鼻腔外上方的筛骨内，形似蜂房，分为前、后两组。筛窦的顶壁借一薄骨板与颅前窝相隔。外壁为菲薄的筛骨纸样板，借此与眼眶相隔。

3. 额窦　位于额骨内。其前、后壁为额骨的外板和内板。内壁为额骨中隔。底壁即眼眶上壁内侧，骨质较薄，急性炎症时此处压痛明显。

4. 蝶窦　位于蝶骨体内。其顶、后、外壁均以薄骨板与颅腔相隔，底壁即鼻咽顶。

二、咽的解剖要点

咽是呼吸道与消化道的共同通道，上起颅底，下达环状软骨下缘平面，成人全长12～14 cm。咽腔自上而下可分为鼻咽、口咽、喉咽三部分(图 4－3)。

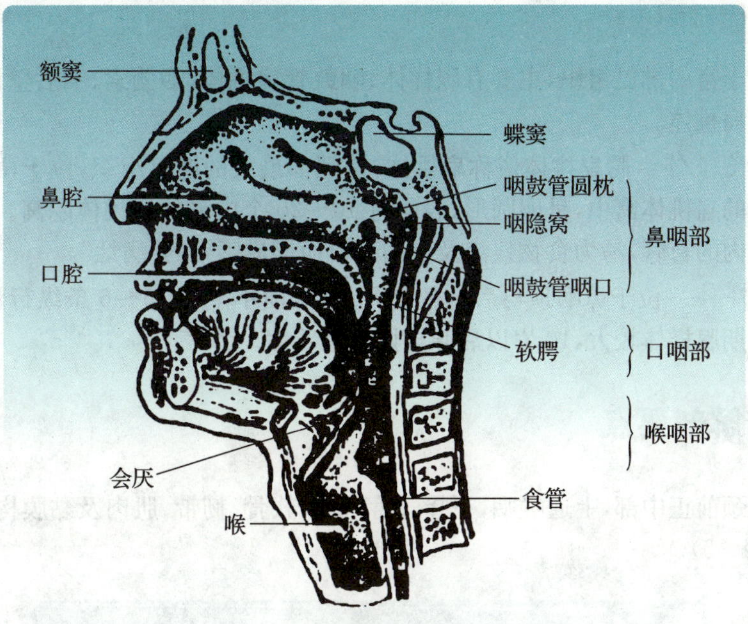

图 4－3　咽的矢状切面示意图

(一) 鼻咽部

在鼻腔的后方，颅底至软腭游离缘水平面以上的咽部称鼻咽。鼻咽顶壁与后壁交界处的淋巴组织称腺样体。两侧壁距下鼻甲后端 1～1.5 cm 处有咽鼓管咽口。此口的后上缘有一隆起称咽鼓管圆枕。在咽鼓管圆枕后上方有一深窝称咽隐窝，是鼻咽癌的好发部位。

(二) 口咽部

为软腭平面至会厌上缘部分，上接鼻咽、下通喉咽，前方借咽峡与口腔相通(图 4－4)。咽峡是指由腭垂和软腭游离缘、两侧的腭舌弓、腭咽弓及舌背围成的环行狭窄部分。腭舌弓与腭咽弓之间的深窝称扁桃体窝，内含腭扁桃体。咽后壁黏膜下有散在的淋巴滤泡，舌根部聚集的淋巴组织称舌扁桃体。

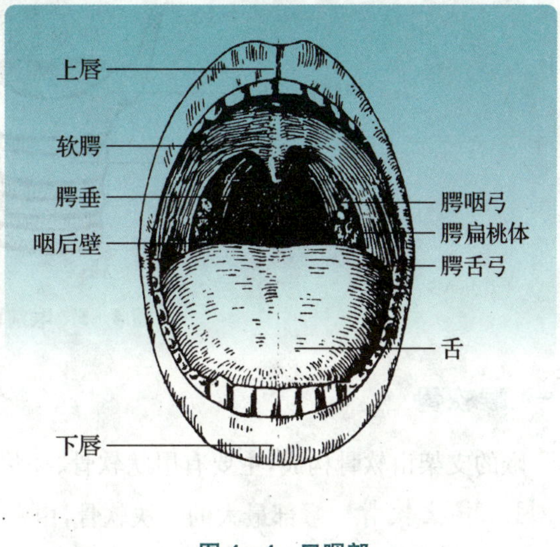

图 4－4　口咽部

（三）喉咽部

上接口咽，下界为食管入口，前方通喉腔，两侧杓会厌皱襞的外下方各有一深窝称梨状窝。在舌根与会厌软骨之间左右各有一个浅窝，称会厌谷。梨状窝和会咽谷是异物容易存留的部位。

（四）咽淋巴组织

咽部有丰富的淋巴组织，主要有腺样体、咽鼓管扁桃体、咽侧索、咽后壁淋巴滤泡、腭扁桃体及舌扁桃体。

1. *腭扁桃体* 腭扁桃体俗称扁桃体，是咽部最大的淋巴组织，位于两侧腭舌弓与腭咽弓之间的扁桃体窝中，呈卵圆形，表面有 10～20 个内陷的扁桃体隐窝。隐窝为深入扁桃体实质内的盲管，易为食物残渣及细菌存留而形成感染的"病灶"。

2. *腺样体* 位于鼻咽顶与后壁的交界处，表面不平，有 5～6 条纵行沟裂，形如橘瓣。幼儿时期腺样体较大，10 岁以后腺样体逐渐萎缩。

三、喉的解剖要点

喉位于颈前正中部，上通喉咽，下接气管，是由软骨、韧带、肌肉及黏膜构成的锥形管状器官（图 4－5）。

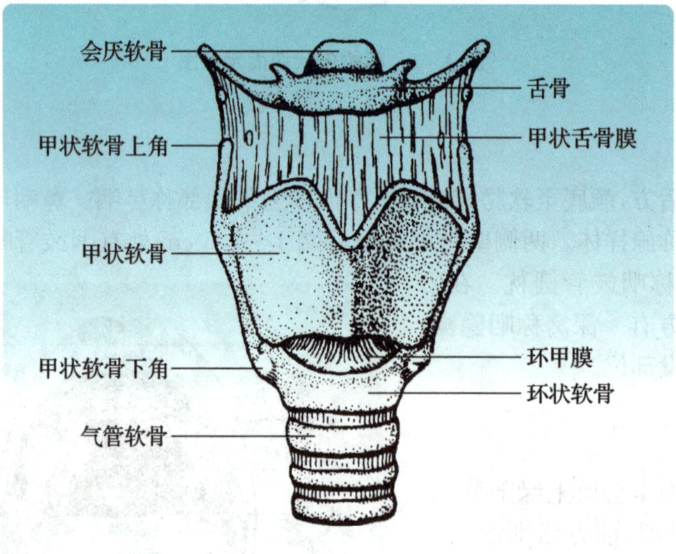

图 4－5 喉前面观

（一）喉软骨

喉的支架由软骨构成，主要有甲状软骨、环状软骨、会厌软骨、杓状软骨等。

1. *甲状软骨* 喉部最大的一块软骨，由左右对称的甲状软骨板在颈前正中融合而成。两板相交形成一定的角度，男性夹角较小且上端向前突出，称为喉结，女性喉结则不明显。两侧甲状软骨板后缘向上、下端延伸，呈小柱状突起，分别称为上角和下角。甲状软骨上缘正中有一“V”形凹陷，称甲状软骨切迹，为识别颈正中线的标志。

2. 环状软骨　是喉部唯一完整的环形软骨，位于甲状软骨之下，下接气管。其前部较窄，称环状软骨弓，后部较宽阔，称环状软骨板。在甲状软骨和环状软骨之间的筋膜组织称环甲膜，为抢救喉阻塞病人行紧急切开或穿刺的部位。

3. 会厌软骨　扁平如树叶状，上端游离呈弧形，下端如叶柄，附着于甲状软骨内面。会厌分舌面和喉面，舌面组织疏松，感染时易肿胀。

4. 杓状软骨　呈三角锥形，左右各一，位于环状软骨板上缘。杓状软骨底部前端有声带突，声带后端附着于此；底部外侧有肌突，为环杓侧肌和环杓后肌附着之处。

（二）喉腔

喉腔上起自喉入口，下达环状软骨下缘并接气管。由室带与声带分隔为三区（图4-6）。

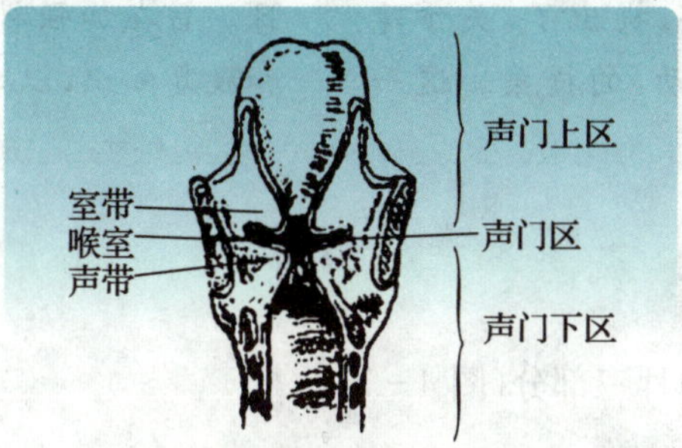

图4-6　喉的分区

1. 声门上区　位于会厌游离缘至室带以上的部分，又称喉前庭。

2. 声门区　位于室带与声带之间的部分。室带又称假声带，左右各一，位于声带上方并与之平行。声带位于室带下方，左右各一，呈白色带状。两侧声带张开时呈一等腰三角形，称声门裂，简称声门，是喉腔中最狭窄的部分。

3. 声门下区　为声带下缘至环状软骨下缘以上的部分。幼儿期此区黏膜下组织结构疏松，炎症时容易发生水肿引起喉阻塞。

（三）喉肌

喉肌分为内外两组。喉外肌将喉与周围结构相连，使喉体固定，亦可使喉体上升或下降。喉内肌依其作用分为四组：①使声带外展：环杓后肌，收缩使声带后端分开，声门开大。②使声带内收：环杓侧肌和杓肌，收缩时使声带内收、声门闭合。③改变声带张力：有环甲肌和甲杓肌。环甲肌收缩时使声带张力增加，甲杓肌收缩使声带松弛。④会厌活动肌：有杓会厌肌和甲状会厌肌。杓会厌肌收缩时将会厌拉向后下方使喉口关闭。甲状会厌肌收缩时将会厌拉向前上方使喉口开放。

（四）喉的神经

喉的神经有喉上神经和喉返神经，均为迷走神经的分支。

1. 喉上神经　分为内外两支，内支为感觉神经，支配声门上区的黏膜感觉。外支属运动神经，支配环甲肌。喉上神经病变时，喉黏膜感觉丧失而发生误咽，同时环甲肌松弛致发音障碍。

2. 喉返神经　为喉的主要运动神经，支配除环甲肌以外的喉内诸肌。两侧喉返神经的径路不同，左侧径路较长，在主动脉弓前由迷走神经分出，绕主动脉弓返行入喉。右侧则绕右锁骨下动脉而返喉。喉返神经损伤可引起声带麻痹、声音嘶哑，重者可致失音或呼吸困难。

TIPS 小贴士

全国爱耳日

1998年3月，在政协第九届全国委员会第一次会议上，社会福利组15名委员针对我国耳聋发病率高、数量多、危害大、预防薄弱这一现实，提出了《关于建议确立爱耳日宣传活动》的提案。这一提案引起了有关部门的高度重视，经中国残疾人联合会、卫生部等10个部门共同商定，确定每年3月3日为全国爱耳日。旨在加强社会宣传，普及耳聋预防和康复知识，以减少耳聋发生。

四、耳的解剖要点

耳分外耳、中耳和内耳三部分(图4-7)。

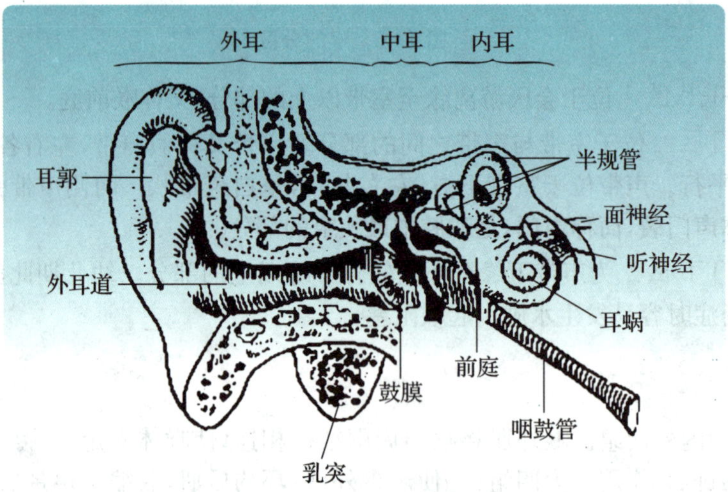

图4-7　外耳、中耳、内耳关系示意图

(一) 外耳

1. 耳郭　主要由软骨组成，外覆软骨膜和皮肤。耳郭分前、后两面，前面凹凸不平，后面较平、微凸(图4-8)。

2. 外耳道　成人外耳道长2.5～3.5 cm，外侧 1/3 为软骨部，内侧 2/3 为骨部，呈“～”形弯曲。外耳道覆盖皮肤，软骨部的皮下组织有毛囊、皮脂腺及耵聍腺，故易感染而患耳疖。耵聍腺构造与汗腺类似，能分泌耵聍。

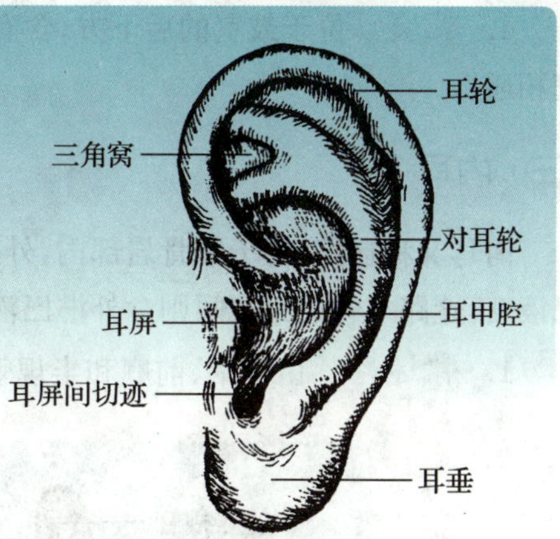

图 4-8　耳郭示意图

（二）中耳

中耳包括鼓室、咽鼓管、鼓窦和乳突四部分。

1. 鼓室　为鼓膜和内耳外侧壁之间的空腔，有上、下、内、外、前、后六个壁。

(1) 上壁：称鼓室盖，是一层薄骨板，将鼓室与颅中窝分隔。

(2) 下壁：为一层薄骨将鼓室和颈静脉球分隔，向前与颈内动脉管的后壁相连。

(3) 内壁：即内耳的外壁。在中部有一隆起名鼓岬，为耳蜗的基底所在处。鼓岬的后上方有前庭窗（卵圆窗），镫骨底板借环状韧带将其封闭。鼓岬的后下方有蜗窗（圆窗），通入耳蜗鼓阶，圆窗为一膜所封闭。前庭窗上方有面神经水平段，中耳的炎症或手术时易伤及面神经。

(4) 外壁：大部分为鼓膜（图 4-9）。鼓膜为椭圆形、灰白色的半透明薄膜，厚约 0.1 mm，呈浅漏斗状，凹面向外，与外耳道底约成 45°角。鼓膜分两部分，其上方小部分称松弛部，薄而松弛。其余大部分称紧张部，此部前下方有一个三角形的反光区，称光锥。

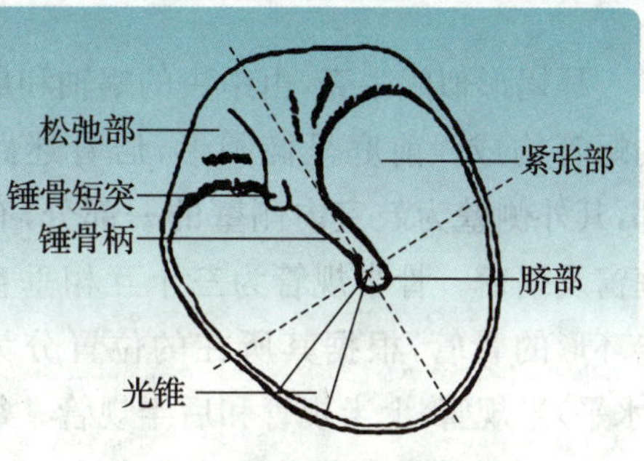

图 4-9　左耳鼓膜的解剖标志

(5) 前壁：上部为鼓膜张肌骨管，其下为咽鼓管鼓室口。

(6) 后壁：后壁的上部有鼓窦入口，自上鼓室通入鼓窦，为中耳炎症向乳突气房扩散感染的通道。

鼓室内有听小骨，即锤骨、砧骨和镫骨，借韧带构成听骨链。肌肉有镫骨肌与鼓膜张肌。

2. 咽鼓管　是沟通鼻咽部和鼓室的管道，是中耳通气引流的通道。咽鼓管咽口在静止状态时是闭合的，当张口、吞咽或打呵欠等动作时开放，空气便乘机进入鼓室，以保持鼓室内外的气压平衡。小儿的咽鼓管较成人短、宽而平直，当鼻及鼻咽部感染时，炎症易经此途径进入中耳，导致中耳炎症发生。

3. 鼓窦　是鼓室后上方的一个含气空腔。鼓窦上壁为鼓窦盖，与颅中窝相隔，下方与乳突小房相通，前方有鼓窦入口通鼓室。

4. 乳突　位于鼓室的后下方，含有许多大小不等的气房，各气房彼此相通，并与鼓窦相通。

（三）内耳

内耳又称迷路，位于颞骨岩部内，外有骨壳名骨迷路，内有膜迷路。膜迷路内含内淋巴液，膜迷路与骨迷路之间则含外淋巴液。

1. 骨迷路　由耳蜗、前庭和半规管所组成(图 4－10)。

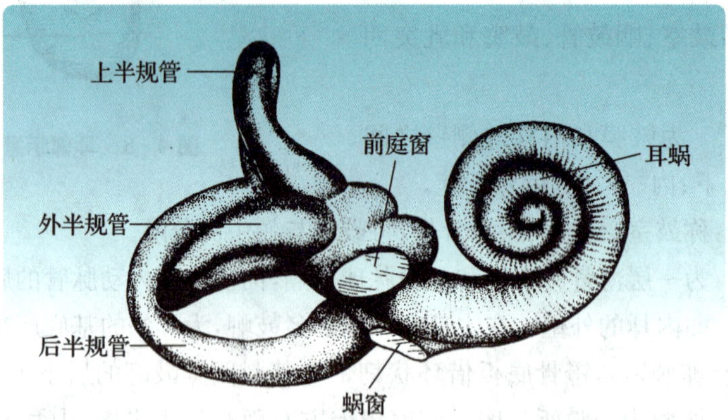

图 4－10　骨迷路示意图

耳蜗形似蜗牛壳，由中央的蜗轴和周围的蜗管构成。前庭呈椭圆形，居骨迷路中部，其外侧壁为鼓室内侧壁的一部分，有前庭窗及蜗窗。骨半规管为三个互相垂直的半环形的骨管，根据其所在的位置分为外(水平)半规管、上半规管和后半规管。每个半规管的一端膨大部分为壶腹。由于上半规管和后半规管没有壶腹的一端合并而成总脚连接前庭，所以三个半规管只有 5 个开孔通入前庭。

2. 膜迷路　位于骨迷路内，由椭圆囊、球囊、膜半规管、膜蜗管组成，借纤维束固定于骨迷路壁上，悬浮于外淋巴液中。膜蜗管的基底膜上有螺旋器，是听觉感受器；椭圆囊和球囊内分别有椭圆囊斑和球囊斑，膜半规管内有壶腹嵴，均是位觉感受器。

TIPS 小贴士

人工耳蜗

人工耳蜗植入是指患有重度或极重度耳聋的人，通过利用一个内耳的替代装置——人工耳蜗，使其听力接近正常，并经过训练，达到言语交流目的的矫治方法。这是一种已获得国际认可的医学界的高新科学技术。

五、耳鼻咽喉生理要点

（一）鼻与鼻窦的生理

1. 呼吸功能　鼻腔对吸入的空气有调温、湿润及清洁作用。

2. 嗅觉功能　空气中含有气味的分子刺激嗅细胞产生神经冲动，通过嗅神经传至大脑嗅觉中枢而产生嗅觉。嗅觉有增进食欲、影响情绪等功能。

3. 共鸣作用　鼻及鼻窦对喉发出的声音具有共鸣作用。

（二）咽的生理功能

1. 吞咽功能　吞咽是一种由许多咽肌参加的反射性协同运动，使食物从口腔进入食管。

2. 呼吸功能　咽对吸入的空气有继续加温、加湿及清洁的作用。

3. 保护防御功能　咽反射可防止食物或异物进入喉腔。

4. 共鸣作用　咽对喉发出的声音有共鸣作用。

5. 免疫功能　扁桃体为外周免疫器官。在儿童期，免疫功能较为活跃，扁桃体显著增大。青春期后，扁桃体组织逐渐缩小。

（三）喉的生理功能

1. 呼吸功能　声门是空气出入肺部的必经之路。

2. 发音功能　发音时气流冲动声带而产生声波，此为基音，再经咽、口、鼻等腔的共鸣作用而形成各种不同声音。

3. 保护功能　喉对下呼吸道起保护作用。吞咽时会厌盖住喉入口，声门关闭，可防止食物误入下呼吸道。另外，若有异物进入喉腔，则立即引起反射性咳嗽将异物排出。

（四）耳的生理功能

1. 听觉功能　耳是听觉器官。人耳的听觉形成过程可简示如下：

锤骨→砧骨

声波→耳郭→外耳道→鼓膜（→锤骨→砧骨→）镫骨→外、内淋巴→螺旋器→听神经→听觉中枢

（声波→耳郭→外耳道：收集传导声波；鼓膜、锤骨、砧骨、镫骨：传变声压；外、内淋巴：液体波动；螺旋器：感音；听神经：传导神经冲动；听觉中枢：综合分析）

2. 平衡功能　人体的平衡是依靠前庭、视觉和本体感觉三个系统相互协调来维持的，其中以前庭功能最为重要。前庭椭圆囊、球囊的囊斑和膜半规管内的壶腹嵴接受各种位觉刺激，由前庭神经传导到中枢，产生平衡反应，以维持身体的平衡。

第二节　耳鼻咽喉科护理评估要点

一、常见症状

1. 鼻塞　表现为间歇性、交替性或持续性鼻塞，常伴头昏头痛、耳闷耳鸣、嗅觉障碍、闭塞性鼻音等症状。

2. 鼻漏　指鼻内分泌物外溢，可呈水样、黏液性、脓性、血性等性状。

3. 鼻出血　详见第五章第三节。

4. 嗅觉障碍　可表现为嗅觉减退、嗅觉丧失、嗅觉过敏、嗅觉倒错等。

5. 咽痛　是咽部疾病最常见的症状，严重者可影响吞咽。

6. 咽感觉异常　咽部有异物感、痒感、干燥、堵塞等异常感觉，可引起刺激性咳嗽。

7. 吞咽困难　指难以吞咽或不能吞咽，轻者吞咽不畅，重者滴水难进。可分为阻塞性、麻痹性和功能障碍性三种。

8. 打鼾　打鼾是因软腭、舌根等处软组织随呼吸气流颤动所产生的有节奏的声音。上呼吸道狭窄及某些全身性疾病如肥胖、内分泌紊乱等均可引起打鼾。如同时伴有睡眠时呼吸暂停，则称阻塞性睡眠呼吸暂停综合征。

9. 声音嘶哑　为声带病变的特有症状。轻者声音变粗，重者嘶哑，甚至完全失声。

10. 呼吸困难　因喉部炎症、外伤、肿瘤、异物致上呼吸道狭窄或阻塞引起。

11. 耳漏　指外耳道流出或在外耳道内积聚的异常分泌物，可表现为黏液性、脓性或血性等性质。颅底骨折可出现脑脊液耳漏。

12. 耳痛　多为耳部炎症性病变所致，有钝痛、锐痛、胀痛、搏动性跳痛等，呈间歇性或持续性。

13. 耳鸣　病人主观地感到耳内有鸣声，如机器轰鸣音、蝉鸣等，但周围环境中并无相应声源。

14. 耳聋　听力下降称耳聋，分为传导性耳聋、感音神经性耳聋和混合性耳聋三种。

15. 眩晕　病人感自身或周围的物体发生旋转或摇晃，同时伴有耳鸣、耳聋、恶心、呕吐、面色苍白、出冷汗等症状。

二、专科检查

（一）鼻部检查法

1. 外鼻检查　观察外鼻有无畸形、肿胀，触诊有无压痛、鼻骨有无骨折及移位等。

2. 鼻腔检查　受检者取坐位，头后仰。首先观察鼻前庭皮肤有无红肿、糜烂、皲裂，鼻毛有无脱落等。检查固有鼻腔时检查者头戴额镜，一手扶持受检者头部，另一手持前鼻镜扩大前鼻孔，对准光源，观察鼻腔黏膜色泽、鼻甲大小、鼻道有无分泌物、鼻腔有无新生物等。若下鼻甲肥大，可用麻黄碱棉片收缩鼻腔黏膜后再行检查。

3. 鼻窦检查　先行触诊，检查尖牙窝处、鼻根部、前额等部位有无压痛，急性鼻窦炎常有较明显的压痛点。观察鼻腔有无脓性分泌物，前组鼻窦炎可见中鼻道积脓，后组鼻窦炎可见嗅裂区积脓。如检查未见分泌物，可行体位引流及上颌窦穿刺冲洗。X 线摄片是最常用的辅助检查法，必要时行 CT、MRI 和鼻内窥镜检查。

（二）咽部检查法

1. 口咽部检查　用压舌板轻压受检者舌前 2/3 处，自前向后依次观察口咽各部，注意口腔及咽部黏膜色泽，有无红肿、溃疡或萎缩，腭舌弓、腭咽弓有无粘连，扁桃体的大小、表面有无分泌物，咽后壁淋巴滤泡有无增生。嘱受检者发“啊”音，观察软腭运动情况。

2. 鼻咽部检查　常用间接鼻咽镜检查法。嘱受检者张口，检查者一手持压舌板轻压其舌部，另一手将加温（注意不可过热）的间接鼻咽镜置入腭垂后方，镜面朝向鼻咽部，从镜面中观察后鼻孔及鼻咽部黏膜色泽、有无溃疡、出血、新生物等情况。

（三）喉部检查法

1. 间接喉镜检查　检查者与受检者对坐，左手用纱布包裹住受检者舌前 1/3 处向前下方牵拉，右手将已加温的间接喉镜放入喉腔，镜面向下，请受检者发“依”长音，调整镜面角度，观察喉腔黏膜色泽，有无充血、肿胀、新生物等；会厌及声带运动状况。

2. 直接喉镜检查　在间接喉镜检查不满意或病人不能配合时，可行直接喉镜检查。若需了解喉部肿瘤的部位和范围、颈部淋巴结有无转移等情况，可行 CT 等影像学检查。

（四）耳部检查法

1. 耳郭及耳周检查　观察耳部有无畸形、红肿，耳周及乳突区有无瘘管、疤痕、肿块及触痛等。

2. 外耳道及鼓膜检查　牵拉耳郭使外耳道变直，成人将耳郭向后上方牵拉，小儿则向后下方牵拉。观察外耳道皮肤有无充血、耵聍、异物及分泌物等；观察鼓膜色泽、标志，有无内陷、穿孔等情况。

3. 听力检查　常用的有音叉试验、纯音测试、声导抗测试等。

(1) 音叉试验：可初步判断耳聋的性质。常用的音叉频率为 C256 Hz 和 C512 Hz。

①林纳试验：即气骨导比较试验。先将振动的音叉柄置于受检耳后区检查骨导，待受检耳听不到声音时立即将音叉臂置于外耳道口处检查气导。正常人气导时间明显长于骨导时间。传导性耳聋病人骨导时间长于气导时间。

②韦伯试验：即两耳骨导听力比较试验。将振动的音叉柄置于颅面中线任何一点，正常者声响居于正中，如偏向患侧为传导性耳聋，而偏向健侧为感音神经性耳聋。

③施瓦巴赫试验：用于比较受检者与正常人的骨导听力。若受检者骨导时间长于正常人，为传导性耳聋；若短于正常人，则为感音神经性耳聋。

(2) 纯音测试：利用纯音听力计产生不同频率和强度的声音，来测试受试者的听敏度。此法能较准确地判断耳聋的类型、程度以及病变部位。

(3) 声导抗测试：外耳道压力的变化可引起鼓膜张力变化，对声能传导能力也发生改变，利用这一特性，能够记录鼓膜反射回外耳道声能的大小，通过计算机分析得出结果，这种方法称声导抗测试。它能反映中耳传音系统和脑干听觉通路功能。

4. 前庭功能检查　前庭功能检查是通过一些特殊的检查方法来了解前庭功能状况，主要包括两个方面：

(1) 眼震颤检查：眼震颤是眼球的一种不随意的节律性运动，前庭病变、中枢病变和某些眼病均可引起眼震颤。常用的方法有自发性眼震检查法、位置性眼震检查法、冷热试验、旋转试验、眼震电图描计法等。

(2) 平衡试验：前庭系统在保持平衡方面起主导作用。平衡功能检查是评价前庭脊髓反射、本体感觉和小脑平衡功能的检查。常用的方法有闭目直立试验、闭目行走试验、闭目书写试验、过指试验、指鼻试验等。

5. 影像学检查　是耳部疾病重要的辅助检查方法。如X线摄片、CT和MRI等，能明确耳部病变的性质、范围和程度。

第三节　耳鼻咽喉科护理诊断要点

1. 有感染的危险　通气引流不畅、外伤、异物、慢性炎症等引起。

2. 体温过高　由各种急性炎症引起。

3. 疼痛　由炎症、外伤、肿瘤、异物等引起。

4. 体液不足或有体液不足的危险　鼻大量出血、手术出血或咽喉病变摄入量不足等引起。

5. 清理呼吸道无效　呼吸道分泌物增多不能及时有效排出引起。

6. 有窒息的危险　与急性炎症、外伤、异物、肿瘤等导致咽喉梗阻有关。

7. 语言沟通障碍　与耳聋及气管切开、喉手术后发声障碍有关。

8. 吞咽障碍　见于咽喉疼痛、梗阻、手术后等。

9. 感知改变　病变引起听觉障碍、嗅觉障碍、前庭功能障碍等。

10. 有受伤的危险　与感知改变有关。

11. 自我形象紊乱　与耳鼻咽喉各器官病变、手术后遗留缺陷有关。

12. 焦虑　对疾病的严重程度、预后、手术情况等产生担忧。

13. 知识缺乏　缺乏疾病的预防、治疗等相关知识。

（江凤英）

第五章　耳鼻咽喉科病人的护理

第一节　鼻腔疾病

一、疾病要点

鼻腔疾病的要点见表5-1。

表5-1　鼻腔疾病要点

疾病名称	疾病要点
鼻　疖	是鼻部毛囊、皮脂腺或汗腺的急性化脓性炎症。多因挖鼻、拔鼻毛等损伤所致，金黄色葡萄球菌是其主要致病菌
急性鼻炎	系鼻腔黏膜的急性炎症，俗称“感冒”，始为病毒感染引起，继之合并细菌感染
慢性鼻炎	是鼻腔黏膜和黏膜下层的慢性炎症。多因急性鼻炎反复发作或治疗不彻底迁延而来，也与鼻腔用药不当、全身慢性疾病、嗜烟酒、长期吸入有害气体或粉尘等因素有关。临床上将其分为慢性单纯性鼻炎和慢性肥厚性鼻炎两种
变应性鼻炎	是鼻黏膜的变态反应性疾病，有常年性和季节性之分。其发病与遗传及环境密切相关
萎缩性鼻炎	是鼻黏膜慢性萎缩性病变，有原发性和继发性之分。前者病因尚不明确，后者常由外伤、手术等所致
鼻息肉	是鼻腔或鼻窦黏膜高度水肿肥厚而形成的赘生物，有蒂者称息肉，无蒂者称息肉样变。其形成是多种因素共同作用的结果。一般认为与变态反应、鼻黏膜的慢性炎症等有关

二、护理评估

（一）健康史

1. 鼻疖　常有挖鼻、拔鼻毛等不良习惯和糖尿病等致全身抵抗力下降的慢性疾病。

2. 急性鼻炎　常发生于较重感冒。

3. 慢性鼻炎　多有诱发本病的局部或全身性疾病。

4. 变应性鼻炎　多有吸入、接触或食入花粉、尘螨、皮毛、鱼虾等过敏原史。

5. 萎缩性鼻炎　病人多有鼻部慢性炎症、有害气体和粉尘刺激、鼻腔不恰当手术、自身免疫性疾病等病史。

6. 鼻息肉　部分病人有哮喘等变态反应性疾病。

（二）身体状况

1. 鼻疖　主要为局部症状，表现为局部皮肤硬疖，压痛明显。疖肿成熟时，疖肿隆起顶部可见黄色脓点。约一周左右疖肿自行溃破而愈。如机体抵抗力低下或处理不当，如误加挤压，可引起上唇及面颊部蜂窝织炎，甚至海绵窦血栓性静脉炎。

2. 急性鼻炎　起病急，有畏寒、发热、全身不适等症状。鼻部表现为灼热感、打喷嚏、鼻塞、流鼻涕。检查时可见鼻黏膜充血、鼻甲肿大，鼻道内有水样或黏脓性分泌物。

3. 慢性鼻炎　慢性单纯性鼻炎表现为交替性鼻塞，少量黏涕。检查见鼻黏膜暗红，鼻甲肿大，但表面光滑、质软，对血管收缩剂反应敏感。慢性肥厚性鼻炎表现为持续性鼻塞，嗅觉减退，黏脓涕多。检查见鼻黏膜暗红、肥厚，鼻甲肥大、质硬、表面不平，对血管收缩剂反应不敏感。

4. 变应性鼻炎　表现为连续性打喷嚏，鼻塞、鼻痒，流清水样涕，伴嗅觉减退。检查见鼻黏膜暗红或苍白，水肿，鼻甲肿大。

5. 萎缩性鼻炎　有反复鼻出血、嗅觉减退、鼻塞等症状。检查见鼻黏膜及鼻甲萎缩，鼻腔宽大，内有多量干痂并闻及恶臭味。

6. 鼻息肉　表现为持续性鼻塞，且进行性加重，伴流涕、嗅觉减退、闭塞性鼻音、打鼾、头痛等症状。检查鼻腔内可见一个或多个表面光滑、灰白色或淡红色鲜荔枝肉状半透明新生物，触之柔软、无痛、不出血。

三、护理诊断

1. 清理呼吸道无效　与鼻黏膜充血、肿胀、肥厚及分泌物增多有关。

2. 自我形象紊乱　为鼻分泌物过多所致。

3. 感知改变　嗅觉减退或消失，与鼻塞或嗅神经末梢变性有关。

4. 有感染的危险　可并发鼻窦炎、中耳炎，与鼻黏膜肿胀妨碍鼻窦引流和中耳通气有关。

四、护理措施

1. 一般护理　加强与病人的沟通，消除病人的焦虑心理，使其积极地配合治疗。并帮助病人配合医师找出发病原因，进行正确和及时的治疗。

2. 用药护理　鼻疖病人用10%鱼石脂软膏外敷，促其炎症消退或早日成熟。疖肿已成熟者，可用探针蘸少许15%硝酸银腐蚀脓头，促其溃破。对于各型鼻炎引起的鼻黏膜肿胀影响通气者，遵医嘱给予血管收缩剂，如1%麻黄碱生理盐水滴鼻。用药时严格掌握适应证，注意不可长期滴用。萎缩性鼻炎病人用复方薄荷油、抗生素软膏润滑鼻黏膜，禁用血管收缩剂。过敏性鼻炎病人可局部或全身应用抗过敏性药物和含糖皮质激素类药物治疗。

3. 护理操作　采取正确的鼻腔滴药法(详见第六章第一节)。

4. 手术护理　慢性肥厚性鼻炎病人采取下鼻甲注射硬化剂、微波、射频等治疗或部分切除术。鼻息肉病人行息肉摘除术，必要时行鼻内镜鼻窦开放术。术前剪除鼻毛，行鼻腔冲洗，保持清洁。术后观察病人生命体征，鼻腔有无疼痛、出血、肿胀等情况。

5. 健康教育　教育病人戒除拔鼻毛、挖鼻等不良习惯。采取正确的擤鼻涕方式，即轻压一侧鼻孔，将对侧鼻腔内分泌物轻轻擤出。戒除烟酒，锻炼身体，提高机体抵抗力。改善周围环境，加强劳动保护，如在粉尘环境中工作时要佩戴口罩。过敏体质者应避免接触过敏原。

第二节　化脓性鼻窦炎

一、疾病要点

化脓性鼻窦炎是鼻窦黏膜的化脓性炎症，临床上可分为急性和慢性两种，以后者为多见。急性化脓性鼻窦炎多是由于急性鼻炎和邻近感染病灶波及所致，致病菌以肺炎双球菌、溶血性链球菌及葡萄球菌多见。慢性化脓性鼻窦炎多为急性化脓性鼻窦炎反复发作迁延所致，常为多个鼻窦同时受累。

二、护理评估

(一) 健康史

急性鼻窦炎多继发于急性鼻炎。慢性鼻窦炎病人多有急性鼻窦炎反复发作史、全身慢性疾病、环境或理化因素刺激及变应性因素等。

(二) 身体状况

1. 全身症状　急性鼻窦炎常有畏寒、发热、周身不适等症状，小儿尤甚。慢性鼻窦炎主要为慢性中毒症状，可表现为精神不振、头昏易倦、记忆力减退、发育障碍等。

2. 局部症状

(1) 鼻部症状：鼻塞，流涕，嗅觉减退。

(2) 头痛和局部疼痛：急性鼻窦炎病人有明显的头痛和局部疼痛。各鼻窦引起的头痛和局部疼痛各有特点：急性上颌窦炎疼痛多位于同侧颌面部及前额部，晨起轻，午后重；急性额窦炎多为前额部痛，晨起渐重，中午达高峰，午后减轻，晚上消失，次日重复同样规律；急性蝶窦炎是眼球后疼痛，早晨轻，午后重；急性筛窦炎是内眦或鼻根部疼痛，时间规律前组同额窦，后组同蝶窦。慢性鼻窦炎多没有明显的头痛，可有钝痛或闷痛。

3. 体征　急性鼻窦炎有相应部位局部压痛，鼻腔检查可见鼻黏膜急性充血、肿胀，鼻腔有大量黏脓性或脓性分泌物。慢性鼻窦炎鼻黏膜暗红，鼻甲肿大或呈息肉样变。前组鼻窦炎可见于中鼻道有脓涕，后组鼻窦炎可在嗅裂区或后鼻孔处有脓涕。

（三）社会心理状况

慢性鼻窦炎病人因精神萎靡、记忆力下降等，可影响学习、工作效率，同时又因久治不愈产生悲观情绪。

三、护理诊断

1. 疼痛　与黏膜肿胀、分泌物潴留刺激、毒素吸收、窦腔内负压等有关。
2. 清理呼吸道无效　与鼻黏膜充血肿胀、脓涕多、息肉形成等有关。
3. 感知改变　嗅觉减退或丧失。
4. 焦虑　与担心手术治疗等有关。

四、护理措施

1. 一般护理　注意休息，多饮水，促进毒素排出。高热时给予物理降温，或遵医嘱给予退热剂。

2. 用药护理　急性病变应遵医嘱及时全身使用有效抗生素，并观察治疗效果。鼻腔滴用血管收缩剂改善鼻塞症状。

3. 护理操作　上颌窦穿刺冲洗及鼻窦置换疗法（详见第六章第三节）。

4. 手术护理　鼻内窥镜功能性手术是近年来治疗慢性鼻窦炎的方法。术前应减轻病人焦虑，做好鼻部术前准备。术后采取半卧位，有利于鼻腔引流。进易消化、营养丰富的食物。观察术后前鼻孔有无渗血、痰中有无带血，有无局部肿胀、头痛、恶心呕吐等症状，如发现异常应及时与医生联系。

5. 健康教育　锻炼身体，增强体质。改善生活和工作环境，注意不利环境中的保护。指导病人正确擤鼻的方法。积极防治邻近和全身的各种急慢性疾病。

> TIPS 小贴士
>
> **鼻内窥镜**
>
> 鼻内窥镜是一种能对鼻腔进行详细检查的光学设备。它有良好的照明，较细的管子和图像监视系统，可以很方便地通过狭窄的鼻腔和鼻道内的结构，来对鼻腔、鼻咽部甚至鼻窦内部结构进行检查。通过配套的手术器械还能对鼻窦炎、鼻息肉等进行精细治疗，使手术达到传统手术无法到达的区域。

第三节 鼻出血

一、疾病要点

鼻出血是鼻部常见症状之一，可由局部和全身性疾病引起。局部因素有鼻部炎症、外伤、异物、鼻中隔偏曲、鼻腔肿瘤等，全身性因素如心血管疾病、血液病、急性传染病等。可单侧或双侧出血。儿童及青少年出血多在鼻腔前部，中老年病人出血多在鼻腔后部。轻者仅涕中带有血丝，重者可致失血性休克。

二、护理评估

1. 健康史 了解有无与鼻出血有关的局部、全身性疾病因素，询问其生活和工作环境等。

2. 身体状况 少量出血无任何症状。失血量达 500 ml 时，可出现头昏、口渴、乏力、面色苍白等症状。失血量在 500～1 000 ml 时，可出现出冷汗、血压下降、脉速无力等症状。长期反复出血可导致贫血。

3. 社会心理状况 病人及家属因出血量多时而产生紧张恐惧感。

三、护理诊断

1. 体液不足的危险 与鼻出血较多有关。
2. 恐惧 与出血量多及担心疾病的预后有关。
3. 疼痛 由鼻腔填塞所致。
4. 潜在并发症 长期鼻腔填塞可引起口腔黏膜干燥、鼻窦及中耳感染等。

四、护理措施

1. 一般护理 热情接待、安慰病人及家属，沉着冷静地协助医师进行止血。病人一般取坐位或半卧位，疑有休克者应取平卧位。嘱病人勿将血液咽下。密切监测病人脉搏、血压等生命体征变化，并及时向医师报告病人的病情变化。

2. 护理操作 少量出血者的止血方法：冷敷前额和后颈部，或用手指紧捏两侧鼻翼 10～15 分钟，或用浸以 1％麻黄碱棉片塞入鼻腔止血。对出血较剧、渗血面较广者应准备好填塞物及止血器械，协助医师做好鼻腔填塞止血。鼻腔填塞纱条一般在 24～48 小时后抽除。

3. 用药护理 对于出血量较多的病人给予止血药物，输血输液防止休克。鼻腔填塞者给予抗生素预防感染。对过度紧张者，可给予镇静剂。

4. 手术护理　如出血部位明确者，可行烧灼、冷冻或激光等止血。经各种方法止血无效者，可根据出血部位行相应的血管栓塞术或结扎术。向病人解释手术的必要性，配合医师做好术前准备和术后护理。

5. 健康教育　避免进食辛辣燥热的食物。有血管病变的人群应避免剧烈运动、用力大便等，以防血管压力突然变化而致再出血。

第四节　咽部炎症

一、疾病要点

咽部炎症的要点见表 5－2。

表 5－2　咽部炎症的疾病要点

疾病名称	疾病概要
急性扁桃体炎	为腭扁桃体的急性非特异性炎症，有卡他性和化脓性之分。卡他性多为病毒感染，化脓性为细菌感染，主要致病菌为溶血性链球菌、肺炎链球菌、葡萄球菌等。受凉、过度劳累、烟酒刺激、上呼吸道慢性病灶的存在等因素常诱发此病
慢性扁桃体炎	多由急性扁桃体炎反复发作或因扁桃体隐窝引流不畅，窝内细菌、病毒滋生感染所致。链球菌和葡萄球菌是其主要致病菌
咽后脓肿	咽后脓肿为咽后间隙的化脓性炎症，有急性和慢性两种。急性者多见，常见于 3 岁以下的婴幼儿。多是因口、咽、鼻等处的感染引起咽后淋巴结炎，进而化脓形成脓肿所致，咽部异物和外伤也可导致其发生。慢性者多是咽后淋巴结核或颈椎结核形成的寒性脓肿所致

二、护理评估

（一）健康史

急性扁桃体炎病人常有受凉、劳累等诱因。慢性扁桃体炎多有急性扁桃体炎反复发作史。咽后脓肿需了解病人近期有无口、咽、鼻的化脓性感染，有无咽后壁外伤史及有无结核病史。

（二）身体状况

1. 急性扁桃体炎　有畏寒、发热、乏力、食欲不振等全身症状。咽痛为主要的局部症状，可引起放射性耳痛和吞咽困难。检查可见咽黏膜呈弥漫性急性充血，扁桃体显著肿大。卡他性扁桃体炎表面无渗出物，化脓性扁桃体炎隐窝口有黄白色脓性分泌物渗出。下颌淋巴结常肿大。急性扁桃体炎可并发扁桃体周围脓肿、急性中耳炎、急性淋巴结炎、急性肾炎、急性关节炎、急性心肌炎、风湿热等。

2. 慢性扁桃体炎　有咽干、咽痛、咽痒、异物感、刺激性咳嗽、口臭等轻微症状，病人常有急性扁桃体炎发作史。检查可见扁桃体黏膜呈暗红色，表面不平。用压舌板挤压腭舌弓，可见黄白色干酪样物自隐窝口溢出。常有下颌角淋巴结肿大。慢性扁桃体炎常被视为全身感染"病灶"之一，可引起风湿性关节炎、风湿热、风湿性心脏病、肾炎等。

3. 咽后脓肿　急性咽后脓肿起病较急，有畏寒、发热、咽痛、拒食、呼吸不畅，重者有喉阻塞表现。病人颈部僵硬，淋巴结肿大、压痛。咽后壁一侧隆起，触之有波动感，穿刺可抽出脓液。慢性咽后脓肿病程较长，多伴有结核病的全身症状，无咽痛。随着脓肿的增大，病人逐渐出现咽部阻塞感。咽后壁正中隆起，黏膜色泽较淡。

（三）社会心理状况

部分人群对扁桃体炎可以引起各种并发症知之甚少，不能得到有效治疗，或对扁桃体手术产生恐惧心理。

三、护理诊断

1. 疼痛和吞咽障碍　由咽部的急性炎症所引起。
2. 体温过高　与急性炎症有关。
3. 恐惧　与慢性扁桃体炎引起的并发症和扁桃体切除术有关。
4. 潜在并发症　与扁桃体炎引起的变态反应和炎症向周围波及有关。
5. 有窒息的危险　与咽后脓肿过大压迫喉腔、并发喉水肿及脓肿破裂误吸有关。

四、护理措施

（一）一般护理

注意休息，多饮水，进易消化、富有营养的流质或半流质食物。对高热病人可用冰袋冷敷、酒精擦浴等物理方法降温。

（二）用药护理

遵医嘱使用抗生素治疗，注意药物过敏反应。咽痛剧烈者给予解热镇痛药。慢性咽后脓肿给予抗结核药物治疗。

（三）护理操作

保持口腔清洁，加强口腔护理，给予局部用药、隐窝冲洗等治疗。

（四）手术护理

1. 咽部脓肿切开引流术护理　手术时采取仰卧低头位，切开脓肿吸尽脓液后才可坐起，严防脓液吸入下呼吸道。术后给予温凉的流质饮食。

2. 扁桃体切除术护理

(1) 术前准备：术前 6 小时开始禁食。术前 30 分钟肌注适量阿托品和苯巴比妥。病灶性扁桃体炎者，术前数日给予抗生素治疗。

(2) 术后护理：①局麻病人术后取半卧位或平卧位，全麻病人在清醒前应取侧卧位，头部稍低。②观察术后伤口出血情况。嘱病人将口内分泌物吐出，不要咽下，唾液中混有少量血丝是正常现象。若持续口吐鲜血或全麻病人频繁吞咽，提示创面有活动性出血，应立即检查，及时止血。③颈部可用冰袋冷敷以利止血。④术后 4 小时若无出血可进流质饮食，次日改用半流质饮食。⑤遵医嘱使用抗生素，适当用镇静、止痛药。术后第二天开始用复方氯己定含漱液漱口，以保持局部清洁。⑥术后第二日扁桃体窝出现一层白膜覆盖，此为正常现象，对创面有保护作用，一般术后 10 天内逐渐脱落。

(五) 健康教育

锻炼身体，提高机体抵抗力。戒除烟酒，避免刺激性食物。

第五节　喉部炎症

一、疾病要点

喉部炎症要点见表 5-3。

表 5-3　喉部炎症的疾病要点

疾病名称	疾病要点
急性会厌炎	是以会厌为主的声门上区的喉部急性炎症。发病以冬春季节多见。感染是最主要的病因，常见致病菌有乙型流感杆菌、葡萄球菌、肺炎链球菌等，也可与病毒混合感染。变态反应、外伤及异物等也可引起本病
急性喉炎	是喉黏膜的急性卡他性炎症，好发于冬春季节。其病因主要是上呼吸道感染、吸入有害气体或粉尘、发声不当或用声过度、烟酒刺激、喉外伤等。一般先为病毒感染，然后继发细菌感染。常见致病菌为乙型流感杆菌、金黄色葡萄球菌、肺炎双球菌等

二、护理评估

(一) 健康史

了解病人有无急性上呼吸道感染史，有无过度用声、外伤、异物史等诱因。

(二) 身体状况

1. 急性会厌炎　起病急骤，有畏寒、发热等全身症状。儿童及老年人表现更为严重。多数病人有剧烈的咽喉痛、吞咽困难、饮水呛咳、说话含糊不清。由于声带多未受累，一般无声音嘶哑。会厌高度肿胀时压迫喉入口可引起不同程度的吸气性呼吸困难，甚至窒息。间接喉镜检查可见会厌明显充血肿胀，严重时可呈球形，若会厌脓肿形成，表面可见黄白色脓点。

2. 急性喉炎　起病较急，全身症状与急性会厌炎相似。局部症状有咳嗽、咳痰，喉部不适或疼痛，声音嘶哑甚至失声。严重者喉黏膜充血肿胀致喉腔狭窄，病人出现不同程度的吸气性呼吸困难，患者多为小儿。间接喉镜检查可见喉黏膜充血、肿胀，声带为粉红色或红色，有时可见黏脓性分泌物附着，但声带运动正常。由于小儿的喉软骨较柔软、声门下区黏膜下组织较疏松、喉腔较狭窄、咳嗽反射功能较差等原因，故小儿一旦发生急性喉炎，极易引起喉阻塞。

（三）社会心理状况

起病较急，尤其是小儿常因呼吸困难被家长送医院急诊。而一部分病人由于缺乏对疾病的认识，不能意识到其严重性，没有及时就诊，甚至不愿住院治疗观察，从而造成非常严重的后果。

三、护理诊断

1. 体温过高　与急性炎症有关。
2. 疼痛　剧烈咽痛，与会厌充血肿胀有关。
3. 吞咽障碍　与剧烈咽痛、会厌肿胀有关。
4. 语言障碍　声音嘶哑或失声，由声带病变引起。
5. 有窒息的危险　由会厌肿胀、喉黏膜充血肿胀致呼吸道狭窄引起。

四、护理措施

1. 一般护理　嘱病人安静休息，严密观察呼吸变化，必要时可给予吸氧。减少患儿哭闹和活动，以免加重呼吸困难。观察病人体温变化，对体温过高者应及时采用物理降温。多饮水，进食易消化的食物。

2. 用药护理　遵医嘱给予大剂量广谱抗生素和糖皮质激素治疗。

3. 护理操作　应用超声雾化吸入治疗，以减轻局部症状。保持口腔清洁，用生理盐水漱口。

4. 手术护理　对于喉阻塞严重的病人，应做好气管切开术的准备，床边备气管切开包。对已经行气管切开术的病人，应按

TIPS 小贴士

声音为什么有高有低？

我们知道声音是由振动产生的，而人的发声则是声带振动的结果。发高音时，声门裂呈闭合状态，仅留一狭小缝隙，此时声带拉紧变薄，肺内冲出的气流呈快速高压状态，使声带急剧振动发出响亮高频的声音；当发低音时，声门裂打开，声带随之松弛，气流冲出时相对平缓，声带振动频率降低，声音则低沉。

气管切开术后护理(详见本章第六节)。

5. 健康教育　避免受凉、疲劳、上呼吸道感染,避免过度用嗓,禁烟、酒和刺激性食物。提高病人对疾病的认识,了解本病有窒息的危险,一旦发病应及时到医院就诊。

第六节　喉阻塞

一、疾病要点

喉阻塞又称喉梗阻,是因喉部或其邻近器官的病变使喉腔变窄或发生阻塞,出现以吸气性呼吸困难为主的症状群。常见病因有喉部急性炎症、外伤、水肿、异物、肿瘤、畸形、声带麻痹等。喉阻塞是耳鼻咽喉科的急症之一,若不及时处理,可引起病人迅速窒息死亡。

二、护理评估

(一) 健康史

了解病人近期有无上呼吸道感染、外伤、过敏史等。小儿有无异物接触史。

(二) 身体状况

1. 吸气期呼吸困难　为喉阻塞的主要症状。表现为吸气时间延长,吸气费力,但呼气无明显困难。

2. 吸气期喉喘鸣　由于吸气时吸入的气流通过狭窄的声门时,形成气流漩涡反击声带,使声带颤动发出喉喘鸣声。喉阻塞越重,喘鸣声越响。

3. 吸气期软组织凹陷　表现为胸骨上窝、锁骨上窝、肋间隙、剑突下或上腹部向内凹陷,此称为"四凹征",与吸气困难胸腔内出现负压有关。儿童的肌张力较弱,凹陷更为明显。

4. 声嘶　若病变位于声带,则有声音嘶哑,甚至出现失声。

5. 发绀　因缺氧病人可表现为烦躁不安、出冷汗、面色青紫等,若不及时治疗,可因心力衰竭或窒息而死亡。

(三) 吸气性呼吸困难的分度

根据呼吸困难的轻重将其分为四度。

一度:安静时无呼吸困难。活动或哭闹时有轻度吸气性呼吸困难,吸气时稍有喉喘鸣及胸廓周围软组织凹陷。

二度:安静时有轻度吸气性呼吸困难,活动时加重,但不影响睡眠和进食,无烦躁不安等缺氧症状。

三度：吸气性呼吸困难明显，喉喘鸣声较响，吸气性胸廓周围软组织凹陷显著，并出现缺氧症状，如烦躁不安、不易入睡、不愿进食、脉搏加快等症状。

四度：呼吸极度困难。病人坐卧不安、手足乱动、出冷汗、面色苍白或发绀、定向力丧失、心律不齐、脉搏细弱、血压下降、昏迷、大小便失禁等。若不及时抢救，可很快因窒息、心力衰竭而死亡。

（四）社会心理状况

多数病人及家属因担心呼吸困难危及生命而表现出十分紧张和恐惧，能及时就医。少数病人及家属由于缺乏相关的知识，对早期症状多不重视，直到病情危重时才就医，贻误了治疗的时机。

三、护理诊断

1. 有窒息的危险　由喉阻塞引起。
2. 语言沟通障碍　声音嘶哑或失声，与喉部疾病有关。
3. 低效性呼吸型态　因吸气性呼吸困难所致。

四、护理措施

（一）一般护理

保持病人安静，卧床休息。减少探视，保持周围环境安静。小儿患者要尽量不让其哭闹，以减少耗氧量。密切观察病人的脉搏、血压、神志、呼吸、缺氧等情况及其变化，并及时报告医师。

（二）用药护理

对于炎症、水肿、气道插管损伤等引起的喉阻塞应遵医嘱及时给予抗生素及糖皮质激素治疗，多数病人可避免做气管切开术。

（三）手术护理

对于重症喉阻塞病人应做好急救准备。床边备气管切开包。对有手术指征的病人要积极做好各种术前准备，尽快施行手术。做好病人及家属的思想工作，使其积极配合治疗。对于四度喉阻塞病人，应迅速、准确执行各项医嘱，并熟悉气管切开术、环甲膜切开术的配合，协助医师完成急救手术。

【附】气管切开术病人术后护理措施

1. 吸引　为保持套管和呼吸道通畅应用吸引器及时吸除套管和呼吸道内的分泌物。选用合适的吸引管，其直径一般不超过气管套管内径的 1/2，吸引端应有侧孔。严格掌握无菌操作，吸引管用过后要消毒后再用，且与吸引口鼻的导管要分开。分泌物黏稠者，可向套管内滴入生理盐水或 α-糜蛋白酶稀释后再吸引。记录每次吸引分泌物的数量、颜色及黏稠度等，如分泌物为血性且较多，应及时报告医师。

2. 清洗　气管套管的内管易被分泌物形成的干痂或血痂所阻塞，故应及时清洗。一般每 4～6 小时清洗一次，消毒后重新插入。取内管时要固定好外管，防止将外管一齐拔出。

3. 湿化　气管切开术后，由于是经气管套管呼吸，吸入的气体未经鼻腔的加温加湿作用，会损伤下呼吸道黏膜纤毛功能，因此需采取必要的湿化措施：

(1) 室内保持适当的温度(18～20 ℃)和湿度(80%以上)。

(2) 气管内滴入湿化液：每次 2～3 ml，一日数次。常用生理盐水，也可加入抗生素和 α-糜蛋白酶或透明质酸酶等。湿化液应当日配制，以防受到污染。

(3) 超声雾化吸入：吸入液主要为生理盐水和适量的抗生素和 α-糜蛋白酶。每次 15～20 分钟，每日 2～3 次。

(4) 气管套管口覆盖 1～2 层湿纱布。

4. 固定　要保持气管套管的牢固性。检查套管系带是否系牢，松紧是否适度。系带更换时，应由两个人操作，一人固定套管，另一人更换系带。床边备好同样型号的气管套管及气管切开包，以防万一。如是幼儿和精神失常者应防止病人自行将套管拔出。

5. 拔管　若病因消除，呼吸道恢复通畅，可试堵管 24～48 小时，观察无异常后拔管。拔管后用蝶形胶布将切口拉紧，数日后即可愈合。拔管后应继续密切观察呼吸情况，如出现呼吸困难，应及时报告医师处理。

(四) 健康教育

对于带管出院者，应教会病人及家属使用和消毒内套管的方法，以及脱管的紧急处理方法。长期带管者应定期到医院更换气管套管。如有异常情况发生，应及时到医院就诊。

第七节　耳部炎症

一、疾病要点

耳部炎症的要点见表 5-4。

表 5-4　耳部炎症的疾病要点

疾病名称	疾病要点
分泌性中耳炎	是以鼓室积液和传导性耳聋为主要特征的中耳黏膜非化脓性炎症。它的发生主要与咽鼓管功能障碍、感染和免疫反应有关，如上呼吸道感染、鼻咽部肿瘤、气压骤变等

续表 5-4

疾病名称	疾病要点
急性化脓性中耳炎	是中耳黏膜的急性化脓性炎症，多继发于上呼吸道感染。常见的致病菌为肺炎球菌、溶血性链球菌、金黄色葡萄球菌等。细菌进入中耳的途径有咽鼓管、鼓膜、血行三个途径。咽鼓管途径最常见。急性上呼吸道感染、急性传染病、哺乳姿势不当、用力擤鼻、不恰当的咽鼓管吹张等，均易使细菌经咽鼓管进入中耳引起本病。鼓膜途径是因鼓膜外伤或鼓膜穿刺等操作不当，致病菌经鼓膜穿孔处进入中耳
慢性化脓性中耳炎	是中耳黏膜、骨膜或深达骨质的慢性化脓性炎症，多因急性化脓性中耳炎治疗不及时或治疗不彻底演变而来，也可由鼻、咽部慢性炎症病灶所致。分为单纯型、骨疡型及胆脂瘤型三种。长期或间歇耳流脓、鼓膜穿孔及听力下降是其主要特点。若处理不当，本病可引发严重的颅内、颅外并发症而危及生命

二、护理评估

（一）健康史

多见于机体免疫力差，急、慢性鼻炎及咽部炎症反复发作者。

（二）身体状况

1. 分泌性中耳炎　病人耳内闭塞或有闷胀感，伴耳鸣；听力减退，常有自声增强现象。检查见鼓膜周边充血，内陷，光锥变形或消失，锤骨柄向后上移位。鼓室积液时，透过鼓膜可见液平面。听力检查呈传导性耳聋。

2. 急性化脓性中耳炎　有畏寒、发热、头痛、食欲不振等轻重不一的全身症状。儿童全身症状较重。局部症状主要有耳痛、耳流脓和听力下降。儿童，尤其是婴幼儿不会陈诉耳痛、耳鸣等症状，常表现为搔耳、摇头、哭闹不安、拒食。检查早期可见鼓膜充血，中晚期鼓膜穿孔，外耳道可见脓性或脓血性分泌物。

3. 慢性化脓性中耳炎

(1) 单纯型：表现为间歇性耳流脓，为黏液性或黏脓性，无臭味。鼓膜紧张部穿孔。听力呈轻度传导性耳聋。

(2) 骨疡型：表现为持续性耳流脓，常有臭味。鼓膜紧张部大穿孔或边缘性穿孔，可见鼓室内有肉芽组织或息肉。听力检查呈较重的传导性耳聋。颞骨 CT 扫描可见鼓窦及乳突内有骨质破坏。此型中耳炎可引起耳源性并发症。

(3) 胆脂瘤型：胆脂瘤并非真性肿瘤，而是由于鼓膜、外耳道的复层鳞状上皮在中耳腔生长堆积所致。其内含脱落坏死上皮、角化物和胆固醇结晶，故称为胆脂瘤。临床表现为持续性耳流脓，脓液有恶臭味。鼓膜为松弛部穿孔或边缘性穿孔。可见鼓室内有灰白色鳞屑状或豆渣样无定形物质。听力检查多为较重的传导性耳聋或混合性耳聋。胆脂瘤可严重地破坏周围的骨质，使炎症扩散，故此型中耳炎常引起各种耳源性并发症。

（三）社会心理状况

病人常因耳内闷胀感、耳痛、耳流脓、听力下降等症状而焦虑，担心本病能否治愈，听力能否恢复。需手术治疗的病人又对手术产生恐惧心理。

三、护理诊断

1. 疼痛　耳痛，与耳部炎症、耳源性并发症、耳部手术创伤有关。

2. 感知改变　听力减退，与鼓室积脓、鼓膜穿孔、骨质破坏有关。

3. 潜在并发症　耳源性面瘫、迷路炎、耳后骨膜下脓肿、脑膜炎、脑脓肿等，与中耳炎病变向周围扩散有关。

4. 知识缺乏　缺乏有关慢性化脓性中耳炎，尤其是骨疡型中耳炎和胆脂瘤型中耳炎的防治及耳源性并发症防治的相关知识。

四、护理措施

（一）一般护理

应及时向病人及其家属耐心解释病情，消除病人精神负担，使病人情绪稳定，能够积极配合治疗和护理。

（二）用药护理

指导病人用1%麻黄碱滴鼻液滴鼻，以保持咽鼓管引流通畅。注意用药时间不宜过长，避免引起药物性鼻炎。急性炎症者遵医嘱尽早全身给予足量有效的抗生素，务必彻底治愈，以免转为慢性化脓性中耳炎。鼓膜穿孔前用2%石炭酸甘油滴耳，消炎止痛，但鼓膜穿孔后禁用。鼓膜穿孔后，先用3%过氧化氢溶液拭净外耳道脓液，然后选择有效抗生素滴耳剂滴耳，如0.3%泰利必妥滴耳液、0.3%氧氟沙星滴耳液等，每日3次。避免使用耳毒性药物。

（三）护理操作

对于鼓室积液，如药物治疗不佳，可行鼓膜穿刺术或鼓膜切开术。严格掌握无菌操作。急性期过后及慢性者可行咽鼓管吹张。

（四）手术护理

骨疡型和胆脂瘤型中耳炎应尽早行手术治疗。手术的目的是彻底清除病灶，预防耳源性并发症的发生，并提高病耳的听力。

1. 术前护理　术前一日洗头，将术耳周围5 cm区域内的毛发剃净，女病人应将余发梳向健侧并用发夹固定。清洁耳郭、外耳道和周围皮肤。对局麻病人要教会其吹口哨、鼓腮，以利于检查面神经是否损伤。

2. 术后护理

(1) 一般术后静卧休息1～2日，减少体位改变，防止眩晕。

(2) 注意观察局部渗血、术腔引流及上皮生长情况，每天换药，术后7天拆线，7～14天抽出填塞纱条。

(3) 注意观察病人的神志、意识、呼吸、脉搏、体温和血压情况，有无面瘫、眩晕、呕吐及剧烈头痛等，若有病情变化，应及时报告医师。

(4) 嘱病人不要用力擤鼻，有涕时轻轻拭出，以免经咽鼓管途径导致中耳感染。洗头、洗澡时用干棉球堵塞外耳道口，以免污水进入耳内。

(五) 健康教育

加强身体锻炼、预防感冒、定期健康检查，积极治疗鼻及鼻咽部疾病等。广泛宣传慢性化脓性中耳炎的发生、发展及其后果的严重性，使病人能尽早诊治，避免耳源性并发症的发生。

TIPS 小贴士

助听器

助听器的工作原理是先将声能转化为电信号，放大后再转化为声能传入内耳，可帮助某些耳聋病人充分利用残余听觉提高言语交流能力。随着数字技术的发展，全数字型助听器不仅能提高低强度输入时的信号放大与分辨能力，还可提高病人在噪声环境下的言语识别能力。

第八节　梅尼埃病

一、疾病要点

梅尼埃病是膜迷路积水所致的内耳非炎症性疾病。青壮年多见，单耳多见。本病病因未明，可能与内耳微循环障碍、病毒感染、免疫反应、内分泌失调、自主神经功能紊乱及内淋巴吸收障碍等有关。发作性眩晕、耳聋、耳鸣和耳胀满感是其主要临床特征。

二、护理评估

(一) 健康史

平常身体健康。多数病人既往有反复发作的眩晕、耳聋、耳鸣等病史。

(二) 身体状况

1. 症状

(1) 眩晕：常突然发作，觉自身或周围物体旋转或有摇晃浮沉感，常伴有恶心呕吐、出冷汗、面色苍白等症状，但神志清楚。持续时间短的数十分钟，长的可达数周。症状可自然缓解，但多反复发作。

（2）耳聋：眩晕发作时听力下降明显，呈感音神经性耳聋。间歇期可恢复，但多次反复发作后可转化为永久性耳聋。

（3）耳鸣：间歇或持续性，多与眩晕同时出现。发作期耳鸣多较明显，发作过后耳鸣减轻或消失，多次发作可转为永久性耳鸣。

（4）耳内闷胀感：发作时可有患侧头部及耳内闷胀感或头重脚轻感。

2. 体征　鼓膜检查多为正常。发病时有自发性眼震。部分病人因多次发作可有一侧或两侧前庭功能减退或丧失。闭目直立试验多向患侧倾倒，闭目行走多向患侧偏斜。听力检查为感音神经性耳聋。

（三）社会心理状况

病人发病时，常因突然出现严重的眩晕、听力下降、恶心呕吐等症状而十分恐慌，急于求医。若病情反复多次发作后，部分病人则自认为熟知病情，不能积极就医进行诊治。

三、护理诊断

1. 感知改变　眩晕及听力下降，与膜迷路积水有关。
2. 舒适状态的改变　与眩晕、耳鸣、恶心呕吐等有关。
3. 焦虑、恐惧　与眩晕、耳鸣、听力下降、病情反复发作有关。
4. 有受伤的危险　与眩晕发作时平衡障碍有关。

四、护理措施

1. 一般护理　发作期尽量卧床静息。环境应安静无噪音，室内宜暗，避免强光刺激。低盐饮食，适当控制摄入水量。忌烟、酒、浓茶等刺激性饮食。

2. 用药护理　遵医嘱给予脱水剂，以便能迅速减轻膜迷路积水，缓解症状，如20%甘露醇快速静滴、50%葡萄糖静脉推注等。给予谷维素以及血管扩张剂如丹参注射液等药物，以改善内耳微循环。给予适当的镇静剂。注意观察药物疗效和用药反应。

3. 手术护理　对需要手术治疗的病人，向其解释有关术前及术后事宜，做好术前准备。

4. 健康教育　向病人及家属介绍梅尼埃病的防治和护理常识。指导出院病人保持良好的心态，合理安排工作和休息，劳

> TIPS 小贴士
>
> **梅尼埃病的由来**
>
> 19世纪40年代，一位年轻姑娘在乘马车旅行途中突发眩晕、呕吐、耳鸣等症状，几天后死亡。法国医生梅尼埃（音译）对其作了尸解，在膜迷路内发现红色黏性物质，揭开了其发病机制。后来，人们就把这种疾病命名为梅尼埃病。

逸结合。低盐饮食，适当限制水分摄入，忌烟酒。积极寻找病因并进行治疗，避免或减少本病复发。

（江凤英）

第九节　耳鼻咽喉肿瘤

一、疾病要点

耳鼻咽喉肿瘤的要点见表 5－5。

表 5－5　耳鼻咽喉肿瘤疾病要点

疾病名称	疾病要点
听神经瘤	听神经瘤为良性肿瘤，多源于第Ⅷ脑神经内耳道段。女性多见，好发年龄为 30～50 岁，单侧患病居绝大多数，对听神经瘤进行早期诊断是争取对肿瘤进行功能性切除的关键
上颌窦癌	上颌窦癌为恶性肿瘤，多发生于 40 岁以上的男性。病因未明，可能与长期慢性炎症性刺激，经常接触致癌物质等有关。一侧面颊部、上唇及上列牙齿麻木疼痛感，对早期上颌窦癌的诊断有重要意义
鼻咽癌	鼻咽癌为恶性肿瘤，发病率位居我国头颈部恶性肿瘤首位。广东、广西、福建等华南沿海省份为鼻咽癌高发区。本病多见于 40～50 岁之间，男性发病率约是女性的 2～3 倍。鼻咽癌的病因尚未明确，目前认为与遗传、EB 病毒感染及环境等因素有关
喉　癌	喉癌为恶性肿瘤。我国喉癌发病率地区差别很大，东北地区发病率最高。高发年龄为 50～70 岁，男性多于女性。喉癌的病因可能与烟酒过度、空气污染、病毒感染、某些癌前期病变如白斑病等有关。根据肿瘤的发生部位，一般可分为声门上型、声门型和声门下型三种类型，其中以声门型最为多见

二、护理评估

（一）健康史

了解病人患病前健康状况、居住环境及家族健康状况。

（二）身体状况

1. 听神经瘤　早期多表现为缓慢发生的耳鸣、听力减退、眩晕以及步态不稳感等耳蜗与前庭功能障碍的症状。中、晚期伴随肿瘤的不断增大症状逐渐加重。当肿瘤扩展至桥小脑角，可累及三叉神经，出现患侧面部感觉异常和麻木、角膜反射迟钝或消失等；肿瘤压迫小脑可出现患侧手足精细运动障碍、行走步态蹒跚不稳等小脑功能障碍；肿瘤压迫脑干，可导致肢力减弱、肢体麻木、感觉减退等。肿瘤增大到一定程度，可致颅内压增高，出现头痛、恶心、呕吐等症状。

2. 上颌窦癌　症状随肿瘤原发部位和累及范围而异。早期多无明显的自觉症状。随着病情的发展，肿瘤破坏窦壁，侵入邻近器官和组织可引起下列症状：累及内壁可出现鼻塞和鼻出血；侵犯前壁可致面颊部隆起；破坏上壁可出现眼部症状如流泪、眼球突出、复视等；侵及下壁会引起硬腭下塌甚至溃烂，牙槽变形，牙齿松动或脱落等；后外壁受到侵入可出现顽固性神经痛和张口困难等症状。肿瘤晚期则出现淋巴结转移和远处转移。

3. 鼻咽癌　早期可出现回吸涕中带血或擤出涕中带血，时有时无，病程晚期可引起大出血。瘤体增大可阻塞后鼻孔，引起鼻塞，始为单侧，继而双侧。肿瘤发生于咽隐窝者，早期即可压迫或阻塞咽鼓管咽口，引起该侧耳鸣、耳闭塞感及听力下降等。晚期因肿瘤组织侵犯颅底和神经而出现剧烈的头痛，且部位固定。肿瘤经咽隐窝由破裂孔进入颅内，侵犯颅底脑神经时，可出现面部麻木、复视、上睑下垂、软腭麻痹、反呛、声嘶、吞咽困难、伸舌偏斜等症状。鼻咽癌早期即可向颈淋巴结转移。转移肿大的淋巴结为颈深淋巴结上群，即同侧乳突尖前下方。转移肿大的淋巴结质硬，无压痛，表面不平，界限不清，活动度差或固定。晚期可发生肺、肝、骨骼等远处转移。

4. 喉癌　声音嘶哑为声门型喉癌的早期主要症状，常进行性加重，重者可失声。声门上型和声门下型喉癌，声音嘶哑多为较晚期症状。声门上型喉癌常有喉痛，并可放射至耳部，吞咽时加重。声门下型喉癌向后侵犯食管时，可出现进行性加重的吞咽困难。喉癌晚期出现咳嗽、咯血、呼吸困难及淋巴结转移等。

（三）社会心理状况

由于肿瘤早期症状不明显，容易被病人忽视，加上部位隐蔽，也容易造成误诊或漏诊。反复多次的检查会给病人带来肉体上的痛苦和精神上巨大的压力。一旦确诊，常至晚期，病人多有不同程度的恐惧心理。

三、护理诊断

1. 疼痛　与肿瘤侵及邻近组织、器官有关。
2. 恐惧　对疾病的预后、手术的后果担心有关。
3. 出血倾向　由肿瘤破溃或侵犯大血管所致。
4. 自我形象紊乱　与肿瘤侵及邻近组织、器官及手术有关。
5. 感知改变　听力下降，嗅觉障碍，声音嘶哑或发声功能丧失等，与肿瘤扩展及手术有关。

四、护理措施

1. 一般护理　安慰病人，做好病人的思想工作，解除思想上的顾虑，减轻或消除病人的恐惧心理，使病人接受和配合手术治疗和护理。向病人及家属说明肿瘤治疗的各种方法、治疗的必要性、治疗过程及注意事项。改善营养状态，增强全身免疫功能和抵抗力。放疗或化疗的病人会出现恶心、脱发、浑身无力、食欲不振等不良反应，应给予富有营养、易消化的半流质饮食。

2. 用药护理 遵医嘱给予镇静剂或止痛剂。给予抗生素，预防术后感染。

3. 手术护理 做好术前和术后的护理，说明手术的必要性和手术的过程，对其术后面容改变等情况应向病人及家属说明，使其有思想准备。

4. 健康教育 对病人及家属做好科普教育，使其了解肿瘤的有关知识，保持良好的心态，增强战胜疾病的信心。定期随访。

第十节 耳鼻咽喉、气管、食管异物

一、疾病要点

耳鼻咽喉、气管、食管异物的要点见表5-6。

表5-6 耳鼻咽喉、气管、食管异物的疾病要点

疾病名称	疾病要点
外耳道异物	多见于儿童。小儿玩耍时喜将小物体塞入耳内。成人多为挖耳或外伤时遗留小物体或昆虫侵入。异物种类可分为动物性(如昆虫等)、植物性(如谷粒、豆类、小果核等)及非生物性(如石子、铁屑、玻璃珠等)三类
鼻部异物	多见于学龄前儿童，常将一些小物体塞入鼻腔或在睡眠时昆虫侵入所致。异物种类同上。偶有医源性异物，因医务人员粗心大意，将纱条、棉片或器械断端遗留于鼻腔或鼻窦内
咽部异物	异物多存留于扁桃体、舌根或会厌谷，常为细小的异物，易刺入组织内或隐藏于不易查知之处。鱼刺、肉骨常见
喉、气管、支气管异物	是耳鼻咽喉科常见的急症之一。由于3岁以下的小儿牙齿发育不全、喜欢口中含物等原因，故其发病最为多见，全麻或昏迷病人如护理不当，也会引起误吸。异物可分为外源性和内源性异物两种。外源性异物包括植物性、动物性、化学性及矿物性等，其中以植物性最多见，如花生、瓜子、果冻等。内源性异物为呼吸道病变所产生的渗出物、结痂或其他坏死物质
食管异物	为耳鼻咽喉科常见的急症。一般多见于小儿和老人。其原因主要是进食匆忙或注意力不集中，不慎将混杂在食物中的异物咽下。小儿多为口内含物，咽防御反射未发育完善，而发生误咽。老年人则常因牙齿稀松、口腔黏膜感觉迟钝或义齿脱落而引起。异物种类各异，成人以鱼骨、鸡骨、肉块、假牙等多见；儿童则以硬币、各种小玩具、枣核等为多见。异物最常发生在食管入口处

二、护理评估

1. 健康史 详细询问病人或其家属在发病前有无异物接触史或吸入史。对全麻或昏迷病人应了解相关的监护情况。

2. 身体状况

(1) 外耳道小而无刺激性的非生物性异物可不引起症状。一般异物越大越接近鼓膜

症状愈明显。活昆虫等动物性异物可爬行骚动，引起剧烈耳痛、噪声，使病人惊恐不安，甚至损伤鼓膜。豆类等植物性异物如遇水膨胀，阻塞外耳道，可引起耳闷胀感、耳痛及听力减退，并可继发外耳道炎。

(2) 儿童鼻腔异物多有单侧鼻阻塞、流涕和鼻出血等症状。日久可导致贫血和营养不良。活的动物性异物(如水蛭)常有虫爬感，日久可致鼻窦炎、贫血等症状。

(3) 咽部异物常自觉咽喉刺痛，吞咽时加剧，病人多能指出疼痛所在部位。

(4) 小的喉异物刺激喉黏膜引起反射性喉痉挛，导致吸气性呼吸困难和刺激性剧烈咳嗽，可伴有不同程度的声嘶、喉痛、吸气性喘鸣及发绀等。大的喉异物可立即引起窒息，甚至死亡。异物进入气管后，若异物贴附在气管壁上，症状可暂时缓解；若异物在气管内上下活动，主要引起阵发性咳嗽。当异物随气流撞击声门时，用听诊器在颈部可闻及拍击声，颈部触诊可有撞击感。当异物部分阻塞气管时，可闻及哮鸣音。支气管异物早期与气管异物症状相似。气管及支气管异物可导致气胸、纵隔或皮下气肿、肺炎或肺脓肿、心力衰竭等并发症。

(5) 食管异物常有吞咽困难、吞咽疼痛症状。异物较大可向前压迫食管前壁或位置较高压迫喉部，尤其婴幼儿，可引起呼吸困难，甚至窒息死亡。

3. 社会心理状况　因病人多是儿童，有时异物吸入病史不明确，若症状不明显，易被忽视而不能及时就医，医务人员也可能因此而出现误诊或漏诊；喉、气管、支气管及食管异物发生急骤，可能来不及救治病人就因窒息而死亡，给病人家属带来痛苦和内疚。

三、护理诊断

1. 疼痛　与异物损伤组织有关。
2. 有大出血的危险　由异物损伤血管或感染侵蚀血管所致。
3. 吞咽困难　与吞咽疼痛、异物阻塞食管有关。
4. 有感染的危险　与异物损伤黏膜或继发感染有关。
5. 有窒息的危险　与较大异物压迫气道有关。
6. 知识缺乏　缺乏异物的预防及正确的处理知识。

四、护理措施

(一) 一般护理

应及时向病人及家属说明异物的治疗和病情中可能出现的情况。安慰病人，尽可能减轻和消除病人紧张焦虑的心情，积极配合治疗和护理。密切观察病人的呼吸情况，防止发生窒息。

(二) 用药护理

遵医嘱使用镇静剂、抗生素及糖皮质激素类药物。

（三）护理操作

根据异物性质形状和位置不同采取不同的取出方法。

1. 外耳道异物　小的异物，可用耵聍钩直接钩出。活动性昆虫类异物，先用油类、酒精等滴入耳内，将昆虫杀死后用镊子取出或冲洗排出。如异物较大，且于外耳道深部嵌顿较紧，须于局麻或全麻下取出异物。

2. 一般鼻腔异物　须用钩状或环状器械，轻轻从前鼻孔进入，绕至异物后再向前钩出，慎用镊子夹取，尤其是圆滑的异物可因夹取滑脱将其推向后鼻孔或鼻咽部甚至误吸入喉腔。气管内动物性异物须先用表麻药将其麻醉后再取出。

3. 口咽部异物　可用镊子夹出。位于舌根、会厌谷、梨状窝等处的异物，可在间接或直接喉镜下用异物钳取出。

（四）手术护理

1. 准备好急救的物品，如气管切开包、氧气、负压吸引器、气管插管等。

2. 对于已确定将实施异物取出手术的病人，应遵医嘱做好直接喉镜、支气管镜及食管镜等检查的术前准备工作，如禁食、取下义齿、用药及与手术室联系等。同时要耐心细致地向病人及其家属说明手术的必要性、手术过程、术前及术后的注意事项以及术中、术后可能发生的并发症，使病人及其家属能够接受和积极配合手术治疗。

3. 对于异物取出术后的病人，应了解手术情况，如异物是否完全取出，有无损伤或并发症等。密切观察病人尤其是小儿的呼吸及体温变化情况。若术后病人出现呼吸困难或呼吸困难加重，应及时通知医师，同时做好气管切开术的准备。

（五）健康教育

进行相关知识宣教，使病人及其家属了解异物的危害性及有关的预防和救治知识。避免让小儿接触到或进食不适当的食物，如瓜子、花生、豆类、弹子等。避免在进食时嬉笑、哭闹、追逐等。纠正口中含物的不良习惯。如口内有异物，不要强行用手取出异物，应设法诱其吐出。醉酒时，避免食物、呕吐物、松动的义齿等吸入呼吸道。

（桂　平）

第十一节　耳鼻咽喉科手术病人的护理

一、手术前的护理

1. 心理护理　手术前应向病人说明手术的目的、方式、麻醉方法、预后及注意事项等，使病人对手术持正确的期望值。加强心理疏导，减轻病人紧张焦虑的心理，能够以良好的心态接受手术。对特别紧张的病人可给予适量镇静剂。

2. 术前检查 术前详细询问病史，完善各项体格检查，如体温、血压、血糖、血常规、尿常规、凝血酶原时间、肝肾功能、心电图、心肺透视等；根据手术要求完成某些特殊检查，如X线摄片、CT等检查。

3. 术前清洁 嘱病人术前1日洗头、洗澡，更换衣服。遵医嘱做好术区准备工作，如鼻部手术前应剔除胡须、剪除鼻毛和进行鼻腔冲洗；耳部手术前应剔除耳周毛发、清洁耳郭和外耳道；经口进路者术前1～2天给予复方氯己定含漱液漱口。全麻者术前灌肠及术前6小时禁食等。

4. 术前用药 术前有炎症性病变或为预防术后感染，遵医嘱可全身或局部应用有效抗生素，并观察用药后的反应。根据麻醉方法，术前完成所用麻醉药的皮肤过敏试验。术前30分钟按医嘱肌注适量阿托品和鲁米那钠。

5. 进手术室护理 嘱病人进手术室前取下活动性假牙、随身贵重物品等，排空大小便；整理好病历、X线片等资料随病人带入手术室。将病人送入手术室后，做好迎接病人术后回病房的准备工作，如铺床、按要求调整好床位的角度或安置好靠背、床边备好吸引器、急救物品等。

二、手术后的护理

1. 休息与活动 术后病人一般应卧床休息，根据不同手术和麻醉方式采取不同的体位。鼻部手术一般取半卧位，以减轻头部充血，利于口中分泌物吐出；耳部手术取侧卧位，术耳朝上；喉颈部手术取半卧位或仰卧位，减轻颈部皮肤切口张力；全麻未清醒者，取去枕平卧位，头偏向一侧等。术后有出血量多、眩晕、呕吐、头痛剧烈等情况者应避免下床活动，避免打喷嚏及头颈部剧烈活动。

2. 营养与饮食 术后以半流质至软食、易消化、营养丰富、无刺激性饮食为宜，食物不可过热，并注意进食后的反应，有无呕吐或消化不良。鼻腔填塞的病人应多次少量饮水以湿润咽喉部。

3. 护理观察 病人安置平稳后，立即测血压、脉搏、呼吸、体温等生命体征，并注意瞳孔、意识和肢体运动情况；加强巡视，密切观察，注意手术局部渗出情况，如有渗出应及时更换敷料；如发现有出血、呕吐、眩晕、面瘫、呼吸困难、头痛剧烈、高热等，应立即报告医师，及时给予适当处理。

4. 治疗护理 根据不同手术给予滴鼻剂、滴耳剂、抗生素软膏等，并指导病人和家属正确使用；保持口腔卫生，应用生理盐水或其他含漱剂漱口，嘱病人勿将分泌物或血液咽下，应及时吐出；也可用负压吸引器进行口腔、耳鼻咽喉或气管各处分泌物的吸除；鼻、口咽部干燥或分泌物黏稠时可进行雾化吸入；气管切开术后应严格按护理操作常规进行护理，保持呼吸道通畅，防止脱管；遵医嘱及时全身给予抗生素、止血剂、镇痛剂等，对进食少或不能进食者，应注意补充水分和营养液。

5. 生活护理 全麻未完全清醒者、气管切开术后病人或小儿，要专人护理；内耳术后病人，多因手术反应严重或眩晕等而不能活动，此时要照料病人起居、如厕等，避免跌倒碰伤。病情平稳后，鼓励病人早日下床活动，有利于呼吸、循环、胃肠等生理功能的恢复，预防肺部并发症及褥疮的发生。对耳部手术后的病人，洗浴时应用干棉球堵住外耳道口，以免污水进入术腔而继发感染。佩戴气管套管者应在套管口覆盖一层纱布，防止灰尘、异物吸入。

6. 出院指导　指导病人按时用药和定期复诊，教会病人及家属一些简单的家庭护理措施，如清洁外耳道、捏鼻鼓气等。注意劳逸结合，保持良好的心态。进行适当的锻炼，加强营养，增强体质，提高机体抵抗力。戒除烟酒，改善生活和工作环境，加强劳动保护，工作时戴口罩、面具、耳塞等防护器具。

案例思考题

1. 女性病人，22 岁。反复咽痛、发热 15 年。近两天来感发热、乏力、咽痛剧烈，不能进食，服用含片不能缓解，遂就诊。检查：体质消瘦，面部潮红，体温 38.2 ℃，咽部黏膜充血呈鲜红色，扁桃体如鸽蛋样大，隐窝口可见黄白色脓性分泌物渗出，下颌角触及肿大的淋巴结，有压痛感。请问：病人的护理诊断有哪些？护理措施有哪些？如何进行健康指导？

2. 女性病人，18 岁，学生。鼻塞、流脓涕 5 年，伴嗅觉减退、头痛头昏。症状每于感冒时加重，严重影响了学习，故就诊。前鼻镜检查见鼻黏膜慢性充血肿胀，中鼻甲肥大，黏膜呈息肉样变，中鼻道内有少量黏脓性涕。行 CT 检查见鼻窦黏膜增厚，腔内有致密阴影，以左侧上颌窦和筛窦最明显。请问：病人的护理诊断有哪些？护理措施有哪些？

3. 男性病人，56 岁，吸烟约 30 年。两月前出现鼻塞、涕中带血丝，以为“上火”引起，未加重视。近来鼻塞加重，清晨回吸时涕中带血明显，并有左耳闷、听力下降，左颈部上方扪及一包块，遂就诊。检查：鼻腔黏膜正常，未见新生物。鼻内窥镜检查见鼻咽左侧有约 1 cm×1 cm大小的赘生物，表面粗糙不平，呈结节状。行组织活检病理提示：未分化癌。请问：病人的护理诊断有哪些？护理措施有哪些？

4. 患儿，6 岁。右耳剧烈疼痛伴畏寒、发热 3 天就诊。5 天前有感冒史。检查：体温 39 ℃。耳部检查见右耳鼓膜弥漫性充血，向外膨出，后下方有一搏动性亮点。诊断右耳急性化脓性中耳炎。请问：护理措施有哪些？如何进行健康指导？

（江凤英）

第六章 耳鼻咽喉科护理实践

第一节 局部用药

一、鼻腔滴药

1. 目的 用于检查或治疗鼻腔、鼻窦和中耳的疾病。

2. 用具及药品 滴鼻药物、滴管或喷雾器。

3. 方法 多取仰卧头低位。一侧鼻腔滴入药液 3～5 滴，轻轻捏鼻翼，使药液与鼻腔黏膜广泛接触，5～10 分钟后恢复正常体位。另外，也可使用喷雾器将药液喷入鼻腔。

4. 注意事项 滴管口、喷雾器头不得碰及鼻翼和鼻毛，以防污染。应教会病人自行滴药。

二、外耳道滴药法

1. 目的 软化耵聍，治疗外耳道炎、中耳炎等。

2. 用具及药品 滴管及滴耳药。

3. 方法 先清洁外耳道。取坐位或侧卧位，患耳向上，向后上方牵拉耳郭，向外耳道滴入药液 3～5 滴，轻压耳屏数次，保持原头位 5～10 分钟。

4. 注意事项 药液温度应与体温相近，以免滴入后刺激内耳出现眩晕。应教会病人或病人家属掌握滴药的方法，以便自行滴药。

三、咽喉部喷药法

1. 目的 治疗咽部疾病，咽部表面黏膜麻醉等。

2. 用具及药品 压舌板、咽喉卷棉子、喷粉器及各种治疗用药等。

3. 方法　张口发“阿”音，用压舌板压舌，充分暴露口咽部。用卷棉子将药液直接涂布于病变处，或用喷粉器直接喷于咽部。

4. 注意事项　涂药时，卷棉子上的棉花应缠紧，以免脱落。腐蚀性药液应注意适量，以免损伤正常黏膜组织。

第二节　局部清洁

一、鼻腔冲洗

1. 目的　用以软化和清除鼻腔、鼻咽部脓痂或分泌物，减少臭味。主要用于萎缩性鼻炎、鼻及鼻窦手术后及鼻咽癌放疗后治疗。

2. 用具及药品　灌洗桶、橡皮管、橄榄头、温生理盐水等。

3. 方法　病人取坐位，头稍前倾，张口呼吸。置装有温生理盐水的灌洗桶悬挂于距病人头顶约 1 m 的高度，将橄榄头塞入一侧前鼻孔，打开活塞，让生理盐水缓缓注入鼻腔并经对侧鼻孔或口排出。一侧鼻腔冲洗后可按此法冲洗对侧鼻腔。

4. 注意事项　鼻腔急性炎症时禁止冲洗，以免炎症扩散。灌洗桶不宜悬挂过高，防止因压力过大将分泌物冲入咽鼓管。若冲洗时病人咳嗽、呕吐、打喷嚏，应稍停片刻再冲洗。应教会病人自行冲洗。

二、外耳道冲洗

1. 目的　清除外耳道内耵聍、异物或分泌物。

2. 用具及药品　生理盐水、冲洗球或 20～50 ml 注射器、弯盘、卷棉子等。

3. 方法　病人侧坐，手托弯盘紧贴于耳垂下，以盛接流出的冲洗液。操作者一手向后上方轻拉耳郭，另手持冲洗球，向外耳道后上壁缓慢注入温生理盐水，将耵聍或异物冲出，然后用卷棉子擦干外耳道。

4. 注意事项　冲洗液温度应与体温接近。冲洗应缓慢，冲洗方向勿直对鼓膜。急性化脓性中耳炎及鼓膜穿孔者禁忌冲洗。

三、剪鼻毛

1. 目的　为鼻腔术做准备，便于消毒及使术野清楚。

2. 用具及药品　小剪刀、凡士林、棉签等。

3. 方法　病人取坐位，头稍后仰，剪刀刃上涂少许凡士林，用一手拇指将鼻尖向上推，另手持剪刀齐鼻毛根部剪去鼻毛，然后用凡士林棉签沾净鼻毛。

4. 注意事项　防止损伤鼻前庭皮肤和鼻腔黏膜。

第三节　小治疗

一、取耵聍

1. 目的　清洁外耳道里的脓液、耵聍或痂皮。

2. 用具及药品　卷棉子、耳镜、耳镊及3%双氧水等。

3. 方法　用蘸有3%双氧水的小棉签清洗外耳道内的脓性分泌物，然后用干棉签拭净。外耳道里大块耵聍或痂皮可用耳镊或耵聍钩将其轻轻取出，然后用卷棉子清除碎屑。

4. 注意事项　操作动作应轻柔，不可损伤外耳道皮肤和鼓膜。

二、上颌窦穿刺冲洗术

1. 目的　用于诊断和治疗上颌窦疾病。

2. 用具及药品　前鼻镜、上颌窦穿刺针、橡皮管及接头、30～50 ml注射器、1%麻黄碱、1%丁卡因溶液、弯盘及温生理盐水等。

3. 方法　取坐位。用1%麻黄碱收缩鼻腔黏膜，1%丁卡因下鼻道表面麻醉5～10分钟。一手固定病人的头部，另手持穿刺针，针头斜面朝向鼻中隔一侧，经前鼻孔伸入下鼻道，于距下鼻甲前端1～1.5 cm下鼻甲附着处，向同侧耳郭上缘方向用力刺入上颌窦内侧壁，针进入窦腔时有落空感（图6－1）。然后拔出针芯，回抽注射器，若有空气或脓液吸出，证明针已进入窦腔内。确定针进入窦腔后，用温生理盐水连续冲洗，直至将脓液洗净为止。冲洗结束可注入抗感染药物。拔出穿刺针，棉片压迫下鼻道止血。记录冲洗结果。

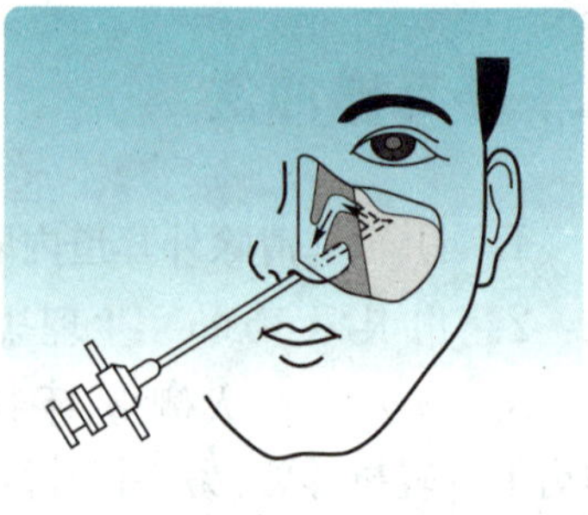

图6－1　上颌窦穿刺冲洗法

4. 注意事项　原发性高血压、血液病及急性炎症期病人禁忌穿刺。穿刺部位、方向要准确，以免刺入邻近器官组织。确定针在窦腔内才能进行冲洗。不要注入空气，以免发生气栓。若发生昏厥应中止操作，去枕平卧，密切观察并给予必要的处理。若发生气栓，应急置病人头低位和左侧卧位，并给氧及采取相应的急救措施。穿刺后嘱病人在治疗室休息片刻，无不适后方可离开。告知病人3～5天内少量涕血为正常现象。

三、咽鼓管吹张术

1. 目的　用于了解咽鼓管的通气功能，治疗分泌性中耳炎等。

2. 用具及药品　听诊管、耳镜、波氏球、1%麻黄碱、1%丁卡因、温水等。

3. 方法

(1) 吞咽法：将听诊管两端的橄榄头分别置于受检者和检查者的外耳道口，然后嘱病人作捏鼻吞咽动作，咽鼓管功能正常时，检查者可听到轻柔的“嘘嘘”声。

(2) 捏鼻鼓气法：受检者捏鼻闭口，用力向鼻腔鼓气，若咽鼓管功能正常，检查者用听诊管可听到鼓膜振动声，或用耳镜可看到鼓膜向外运动。

(3) 波利策法：受检者含水一口，检查者将波氏球的橄榄头塞于受检者一侧前鼻孔，捏紧另一侧前鼻孔，让受检者将水快速咽下，同时迅速挤压波氏球，若咽鼓管通畅，经听诊管可听到鼓膜振动声。

(4) 导管吹张法：先用1%麻黄碱和1%丁卡因收缩和麻醉鼻腔黏膜，然后将导管前端沿鼻底伸入鼻咽部。当导管前端抵达鼻咽后壁时，将导管向受检侧旋转90°并向外缓缓退出少许，滑入咽鼓管咽口。然后固定导管，用橡皮球鼓气数次，同时经听诊管听诊判断咽鼓管是否通畅。操作时应注意动作要轻柔，以免损伤鼻腔和咽鼓管咽口的黏膜，鼓气时不可用力过猛，以免鼓膜穿孔。

4. 注意事项　操作时应注意动作要轻柔，以免损伤鼻腔和咽鼓管咽口的黏膜，鼓气时不可用力过猛，以免鼓膜穿孔。上呼吸道急性感染、鼻腔或鼻咽部肿瘤者禁用。

四、鼻窦负压置换疗法

1. 目的　治疗慢性鼻窦炎。

2. 用具及药品　治疗盘、滴管、药品(1%麻黄碱、地塞米松磷酸钠注射液、硫酸庆大霉素注射液)、棉片、棉签、吸引装置、橄榄头(接吸引管)。

3. 方法

(1) 病人擤去鼻涕，用1%麻黄碱喷滴鼻腔，使两侧鼻腔黏膜收缩，窦口开放。

(2) 病人取仰卧垂头位，肩下垫枕，伸颈垂头使颏与外耳道口之连线与床面垂直。

(3) 嘱病人张口呼吸，将药品混合液4～6 ml，徐徐滴入病人一侧前鼻孔，使药液能淹没所有的鼻窦开口。

(4) 用与吸引器相连的橄榄头塞住滴药一侧的鼻孔，用手指按住对侧鼻孔，嘱病人连续均匀地发出“开、开、开”的声音，使软腭上举以关闭鼻咽腔，进行间断吸引。1～2秒钟后迅速移去，再塞进，如此反复6～8次，即可使鼻腔和鼻窦在正负压力交替作用下，药液进入鼻窦内，并吸出脓性分泌物，从而达到治疗目的。

(5) 一侧完毕，以同样方法施于对侧鼻孔，然后嘱病人坐起，使进入窦内的药液存留在鼻窦内。

4. 注意事项　负压不宜过大，一般不超过24 kPa。负压吸引时间不宜过长，以免引起头痛。鼻出血、急性鼻炎、急性鼻窦炎、鼻部手术伤口未愈者以及高血压等病人禁用。

(桂　平)

C篇　口腔科护理

第七章　口腔科护理相关知识要点

第一节　解剖生理要点

一、解剖要点

口腔颌面部位于头颅下前方，上起额部发际，下至舌骨水平，两侧达颞骨乳突垂直线，口腔内的后界是咽峡。口腔颌面部包含口腔、颌骨、涎腺、颞下颌关节、眼、耳、鼻等器官，是机体的主要暴露部分。

（一）口腔

口腔是消化道的开端，由唇、颊、腭、口底共同围成，包括牙弓与舌体。闭口时，以牙列为界将口腔分为两部分，前外侧部为口腔前庭，后内侧部为固有口腔(图 7-1)。

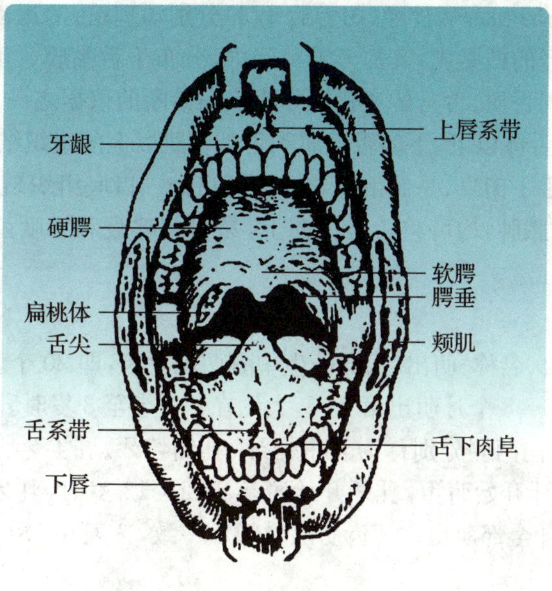

图 7-1　口腔

1. 口腔前庭　口腔前庭是唇、颊与牙槽突及牙弓之间的间隙。由唇、颊移行至牙槽的黏膜穹隆部，称为前庭沟。在前庭沟的正中线，上下中切牙间，由唇至牙龈的扇形带状的黏膜皱襞称唇系带。当上下牙咬合时，口腔前庭可借第三磨牙后方与固有口腔相通，牙关紧闭或颌间固定的病人可经此通道输入营养物质。

(1) 唇：包括上唇和下唇，其间为口裂，上下唇联合处构成口角。唇红与皮肤交界处为唇红缘。上唇中央鼻小柱下方的纵行浅沟称为人中。唇的外面被以皮肤、内面衬以黏膜。唇部皮肤有丰富的汗腺、皮脂腺和毛囊，是颜面疖痈的好发部位。

> TIPS 小贴士
>
> **全国爱牙日**
>
> 1989 年，由卫生部、教育部等部委联合签署，确定每年的 9 月 20 日为全国爱牙日。宗旨是通过爱牙日活动，广泛动员社会的力量，在群众中进行牙病防治知识的普及教育，增强口腔健康观念和自我口腔保健的意识，建立口腔保健行为，从而提高全民族的口腔健康水平。

(2) 颊：位于面部两侧，为口腔的外侧壁，主要由皮肤、肌肉(表情肌和颊肌)和颊黏膜组成，组织疏松富有弹性。颊部脂肪组织较发达，有一团脂肪球被菲薄的结缔组织包绕，使颊黏膜呈底在前方的三角形突起，其尖端称颊脂垫尖。临床上常将此作为下牙槽神经麻醉进针的标志。与上颌第二磨牙相对的颊黏膜上的突起肉阜为腮腺导管开口处。

2. 固有口腔　固有口腔是口腔的主要部分，其间有舌，前界和两侧为上下牙列，上壁为腭，下界为口底，后界为咽峡，与咽腔相通。

(1) 腭：由硬腭和软腭构成，借之与鼻腔分隔。上颌中切牙的腭侧有一黏膜突起，称切牙乳头，此为麻醉鼻腭神经的进针标志。软腭运动灵活，通过软腭和咽部肌肉运动，完成腭咽闭合，在吞咽、发音活动中起重要作用。

(2) 舌：司味觉，运动灵活。舌的上面为舌背，分布多种味觉乳头，下面为舌腹，其中线处黏膜皱襞称舌系带。临床上常见舌系带过短，限制舌的活动，影响舌尖部肌肉发育而致发音不清。以舌背面的人字沟为界，舌前 2/3 称舌体，舌后 1/3 称舌根。舌的感觉由舌神经(司舌前 2/3)和舌咽神经(司舌后 1/3)分别司理；舌的运动神经为舌下神经；舌的味觉神经为面神经的鼓索支，其加入舌神经内，分布于舌黏膜。正常舌质为淡红色，舌背面覆有白色薄苔。舌质、舌苔的变化可作为疾病诊断的依据之一。

(3) 口底：是指舌体以下，下颌舌骨肌和舌骨舌肌以上的组织结构。舌系带的两侧各有一乳头状突起为舌下肉阜，是颌下腺导管的开口处。口底组织疏松，当外伤或感染时，出现的血肿、水肿或脓肿，均可将舌推压向上，易引起呼吸和吞咽困难甚至造成窒息，在护理观察时应特别注意。

3. 牙

(1) 牙齿的数目、名称、萌出：人的一生中有两副牙齿，即 20 个乳牙和 32 个恒牙。乳牙多在婴儿出生后 6～8 个月萌出第一颗，大约在 2 岁半至 3 岁时乳牙全部萌出，上、下颌左右各 5 个，从中线向两侧分别称为乳中切牙、乳侧切牙、乳尖牙、第一乳磨牙和第二乳磨牙。6～7 岁时恒牙开始萌生，乳牙开始脱落。12～13 岁时，乳牙全部脱落，除第三磨牙(俗称智齿)外恒牙全部萌出。智齿萌出时间不一致，一般在 18～25 岁之间，但也有先天缺失者。恒牙上、下颌左右各 8 个，从中线向两侧依次称为中切牙、侧切牙、尖牙、第一前磨牙、第二前磨牙、第一磨牙、第二磨牙和第三磨牙。

(2) 记录：通常用"＋"符号将牙列区分上下左右，"┘"代表病人右上区；"└"代表病人左上区；"┐"代表病人右下区；"┌"代表病人左下区。乳牙用罗马数字Ⅰ～Ⅴ表示，恒牙用阿拉伯数字 1～8 表示。如 └6 表示恒牙左上第一磨牙。

(3) 牙齿的形态：牙齿的外形分为牙冠、牙根和牙颈三部分(图 7－2)。在牙体外层由牙釉质覆盖的部分称为牙冠，也是发挥咀嚼功能的主要部分，其大部分显露在牙龈以外的口腔中。在牙体外层由牙骨质覆盖的部分称牙根，也是牙体的支持部分。根的尖端称为根尖，每个根尖都有通过牙髓血管神经的小孔，称根尖孔。牙根的形态和数目也不相同，切牙、尖牙和前磨牙(上颌多为 2 个根)为 1 个根，下颌磨牙为双根(近、远中根)，上颌磨牙为 3 个根(近中颊根、远中颊根和腭侧根)，第三磨牙根的变异较大，多为融合根，也有双根和多根。牙冠与牙根交界处呈一弧形曲线，称为牙颈。

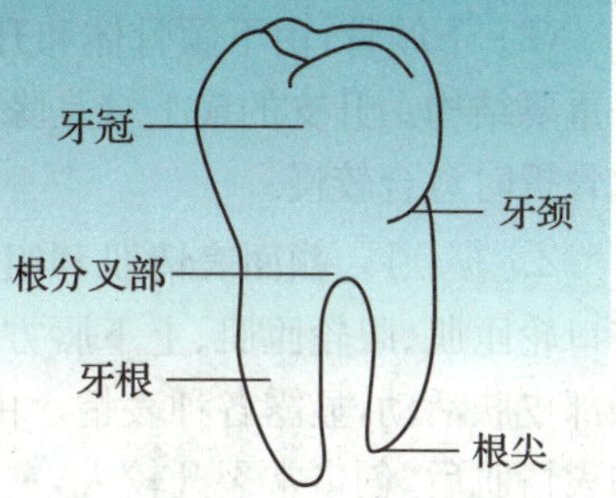

图 7－2　牙的外形

4. 牙周组织　牙周组织是指牙齿周围的组织，包括牙龈、牙周膜和牙槽骨。牙龈是指口腔黏膜包围着牙颈部及牙槽嵴的部分，呈粉红色。牙龈表面有呈橘皮状的凹陷小点称为点彩。牙龈分游离龈、附着龈和龈乳头。牙周膜是指牙根与牙槽骨之间的结缔组织。牙槽突是颌骨包围着牙根的突起部分。容纳牙根的凹陷称牙槽窝。两牙之间的牙槽骨称牙槽间隔。牙槽骨的游离缘称牙槽嵴。牙周组织有支持、固定和营养牙齿的功能(图 7－3)。

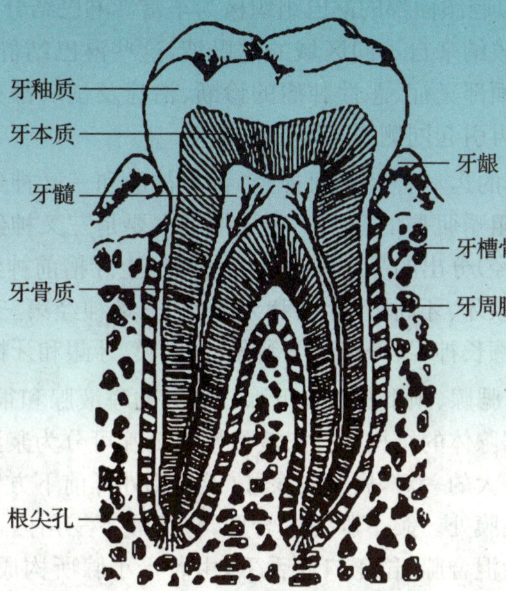

图 7－3　牙体组织和牙周组织

（二）颌面部

1. 颌骨

(1) 上颌骨：左右各一，互相对称，构成颜面中部的支架。其外形极不规则，由额突、颧突、牙槽突、腭突和上颌骨体所组成。上颌骨体的中央部为空腔称上颌窦。上颌骨血运丰富，抗感染能力强，骨折愈合快，但外伤骨折时出血多。

(2) 下颌骨：由下颌骨体和升支构成。体内有下颌管，内有下牙槽神经和下牙槽动脉等重要结构。升支的最上端是喙突（前方）和髁状突（后方）。下颌骨血运较上颌骨差，因此骨折时愈合较慢。

2. 肌肉　颜面表情肌和咀嚼肌是构成口腔颌面部的两大肌群。颜面表情肌主要有口轮匝肌、眼轮匝肌、上下唇方肌和笑肌等，当肌纤维收缩时，牵引额部、眼睑、口唇和颊部皮肤活动，显露各种表情。由于表情肌与皮肤连接紧密，故当外伤或手术切开皮肤和表情肌后，创口常裂开较大，愈合后可引起局部内陷瘢痕。面部表情肌由面神经支配运动。如果面神经受到损伤，可引起表情肌瘫痪，造成面部畸形。咀嚼肌主要附着在下颌骨的浅、深面，可分为闭口和开口两组肌群，此外还有翼外肌。咀嚼肌管理开、闭口和下颌骨的前伸与侧方运动。咀嚼肌受三叉神经的运动纤维支配。

3. 血管　口腔颌面部血液供应主要来自颈外动脉的分支，包括舌动脉、颌外动脉（又称面动脉）、颌内动脉和颞浅动脉，这些分支和两侧动脉间相互吻合形成致密的血管网，使颌面部血供非常丰富，该特点具有双重临床意义，一方面是损伤和手术时易出血，另一方面是口腔颌面部组织具有很强的抗感染能力与再生愈合能力。静脉一般与动脉伴行，形成深、浅两个静脉网。由于静脉走行于肌肉之中，且腔内无瓣膜，又与颅内海绵窦相通，尤其在两侧口角至鼻根的三角区内（危险三角）发生疖痈时，如处理不当（挤压或挑刺），感染可向颅内蔓延，形成严重的海绵窦血栓性静脉炎等并发症而危及病人生命。

4. 淋巴组织　口腔颌面部的淋巴组织极为丰富。淋巴结分散在各个区域，通过组成网状结构的淋巴管，收纳来自不同区域的淋巴液，这些淋巴结群构成了颌面部的重要防御系统，故而对于颌面部炎症、恶性肿瘤的诊断、治疗及预后都有着重要的临床意义，如下颌智齿冠周炎，常可引起同侧颌下淋巴结肿大。

5. 神经　颌面部的运动神经有面神经、舌下神经和三叉神经第三支的前股神经，分别支配表情肌、舌和咀嚼肌群的运动。感觉神经主要是三叉神经和舌咽神经，其中三叉神经第二支（上颌神经）分出的鼻腭神经、腭大神经、上牙槽前神经、上牙槽中神经和上牙槽后神经，分布到上颌牙、牙周膜、牙龈和牙槽骨；三叉神经第三支（下颌神经）分出的舌神经、下牙槽神经和颊长神经，分布到下颌牙、牙周膜、牙龈和牙槽骨。

6. 涎腺　口腔有腮腺、颌下腺和舌下腺三对大的唾液腺和很多小的唾液腺。各有导管开口于口腔。根据腺体的结构与分泌液的性质涎腺可分为浆液腺、黏液腺和混合腺三类。腮腺是涎腺中最大的一对，属浆液腺，位于两侧外耳前下方和颌后窝内，开口于上颌第二磨牙相对的颊黏膜处。颌下腺为混合腺，位于颌下三角内，开口于舌系带两侧的舌下肉阜。舌下腺亦为混合腺，位于口底舌下，由若干小腺所构成，直接开口于口底，若导管口受损，常使腺液潴留形成囊肿。小唾液腺又称无管腺，分布于唇、舌、颊、腭等处的黏膜固有层和黏膜下层，主要为黏液腺。

二、生理要点

口腔颌面部具有摄食、吸吮、咀嚼、味觉、消化、吞咽、语言以及辅助呼吸等功能。

第二节　护理评估要点

一、常见症状

1. 牙痛　其原因可以是牙体本身、牙周及邻近组织疾病或神经性疾病等引起。因病因不同，牙痛的性质、部位、持续时间以及与外界刺激的关系等均有所不同。疼痛的主要特点是自发性剧痛、自发性隐痛、激发痛和咬合痛。

2. 牙齿松动　外伤、牙周及颌骨疾病是导致牙齿松动的主要原因。

3. 牙龈出血　局部因素如牙龈炎、牙周病、牙龈肿瘤及不良修复体等会引起牙龈出血。全身疾病如血液病、维生素C缺乏、肝硬化、急性传染病等也会导致牙龈出血。

4. 口臭　局部及全身疾病均可引起。口臭常给病人造成较大的精神负担。

5. 牙齿着色和变色　正常牙齿呈灰白色或黄白色，有光泽。

(1) 牙齿着色：由于饮食、烟、茶中的有色物质或由口腔中的产色细菌所产生的色素沉积在牙齿表面所致。长期接触某些矿物、药物等也可导致牙齿着色。着色一般可以通过洁治除去。

(2) 牙齿变色：全口牙齿变色常见于氟斑牙和四环素牙。氟斑牙是由于饮水中含氟量过高使牙齿呈褐色或垩色的斑纹。四环素牙是指在牙齿发育期间，大量服用四环素使牙齿呈黄褐色或灰色。个别牙变色常见于局部原因，如牙齿外伤、牙髓失活等。

6. 张口受限　张口不能达到正常张口度(约3.7 cm)的称为张口受限。常见局部因素有口腔颌面部炎症疾病、颞下颌关节疾病、口腔颌面部外伤、口腔颌面部恶性肿瘤等；全身因素如破伤风、癔症等。

二、专科检查

(一) 常用检查器械

1. 口镜　利用镜面的反光和映像作用，检查视线不能直接到达的部位；可以牵拉唇、颊、口角及推压舌体，便于检查和治疗操作；口镜柄可叩诊牙齿。

2. 牙用镊子　用以夹持敷料、药品、异物、腐败组织等；叩诊牙齿；检查牙齿松动度。

3. 探针　用于检查牙体点隙、裂沟、龋洞等；还可以探测牙周袋的深度，充填物的边缘密合度及瘘管的方向等。

（二）常用检查方法

口腔科检查应按顺序由外向内，即先检查颌面部然后再作口腔检查。根据检查的需要，病人的体位常取坐位或仰卧位。首先观察颌面部表情的变化。注意观察颌面部外形是否对称、有无畸形、有无隆起，皮肤的色泽、有无瘢痕、有无瘘口等。触诊时应注意病变的范围、形态、大小、表面特征、硬度、活动度、有无压痛和波动以及与邻近组织的关系等；触诊骨组织应注意骨的连接性、是否对称、有无乒乓球感等，触诊淋巴结时要注意淋巴结的数目、大小、硬度、活动度、有无压痛等。

口腔检查内容主要包括唇、颊、牙齿、牙龈、舌、腭及口底等。

1. *问诊*　通过询问病人及家属，全面了解与口腔疾病的病因、发展、诊疗过程及疗效有关的情况，以及病人既往的健康状况等。

2. *视诊*　正常口腔黏膜呈粉红色，有点彩。观察口腔黏膜有无肿胀、水肿、糜烂、出血、萎缩、溃疡及坏死等，唇有无疱疹、皲裂。注意腮腺导管乳头有无充血、水肿、溢脓等。牙龈是否有色素沉着、龈缘有无增生和窦道、点彩是否减少或消失等。正常舌质淡红，舌体柔和滋润有光泽，舌背表面覆盖有薄层白苔，舌腹部黏膜薄而平滑。注意舌苔的颜色、舌背是否有裂纹，舌乳头是否充血、肿大，有无肿物，舌系带是否过短、舌下肉阜有无异常分泌物、导管乳头有无红肿，口底有无肿胀等。观察牙齿的数目、形态、颜色、位置、萌出情况、牙体牙周组织及咬合关系。

3. *探诊*　利用探针检查和确定病变的部位、深浅，疼痛的反应，瘘管的走向等。正常龈沟的深度为 0～2 mm，当其深度超过 2 mm 即为牙周袋。

4. *叩诊*　叩诊的目的主要是检查牙周膜的炎症反应程度。用口镜或镊子柄轻轻叩击牙齿。叩击时应先与邻近正常牙齿对比叩击。正常牙齿叩击时声音清脆，若声音浑浊则表示根尖或牙周膜有损害。

5. *触诊*　是用手指或器械检查，来判断病变的部位、范围、大小、形状、硬度及有无压痛等。如用手指触压龈缘，观察龈缘处是否有脓液溢出。为了解牙周袋的炎症情况，可用手指触压相当于根尖部的牙龈，检查是否有波动感或压痛。

6. *嗅诊*　协助诊断某些口腔疾病，如糖尿病病人具有“烂苹果”气味，坏死性牙髓炎具有腐败臭味等。

7. *牙齿松动度的检查*　正常牙齿有 1 mm 内的活动度，超出者即为病理性松动。用牙科镊子使牙冠作唇舌或颊舌方向摇动来观察牙齿的松动情况。松动度的记录方法是：活动幅度为 1 mm 为Ⅰ度松动，1～2 mm 为Ⅱ度松动，在 2 mm 以上，并伴有近、远中及垂直多方向的活动为Ⅲ度松动。

8. *牙髓活力的检查*　正常情况下，牙髓能耐受一定范围的温度和电流刺激。当牙髓有炎症时，对温度和电流的刺激反应敏感，而牙髓变性或坏死时，则反应迟钝或消失。因此运用温度和电流的刺激来测定牙髓的反应，了解牙髓有无病变、病变的程度及牙髓组织有无活力等。

9. *影像学检查*　影像学检查可以进一步判断疾病的部位、性质、程度，以及治疗前后的对比等。有口内牙片、口外摄片、造影及 CT 等，根据病变的部位、性质及检查目的的不同，可采用不同的 X 线检查方法。

第三节 护理诊断要点

1. 疼痛 与炎症、外伤、肿瘤、溃疡等有关。

2. 语言沟通障碍 与疼痛、口腔颌面部肿胀、张口困难、外伤、术后禁止发音等有关。

3. 自我形象紊乱 与颌面部畸形、外伤、面神经麻痹、颌面部疾病和手术造成组织缺损等引起的外表变化有关。

4. 焦虑 与担心疾病的预后不佳、环境改变、有关医学知识的缺乏等有关。

5. 有感染的危险 与外伤、手术、口腔不易清洁、机体抵抗力降低等有关。

6. 体温过高 与炎症有关。

7. 知识缺乏 缺乏疾病的预防、口腔卫生保健等知识。

8. 营养失调 低于机体需要量，与口腔颌面部软组织损伤、炎症、畸形、肿瘤等影响进食以及营养知识缺乏等有关。

9. 口腔黏膜改变 与口腔炎症、肿瘤、外伤、手术、口腔卫生不佳等有关。

10. 潜在并发症 出血，与手术、伤口感染等有关。

（胡雪芬）

第八章　口腔科病人的护理

第一节　龋　病

一、疾病要点

龋病是牙体在内外因素影响下，硬组织逐渐发生破坏和崩解的一种慢性进行性疾病。患龋病的牙齿称为龋齿，俗称蛀牙。患龋率在不同民族、地区、年龄、性别之间差异很大。我国平均患龋率约为50%。龋病不仅妨碍咀嚼功能，影响美观，而且可引起牙髓炎、根尖周炎、牙槽脓肿等，影响整个身体健康。因此，早期检查、早期发现、早期治疗，具有重要意义。

目前认为龋病的形成是细菌、食物、宿主和时间四大因素共同作用的结果，即四联因素论。其中细菌是引起龋病的主要因素。口腔中的细菌和食物中的糖蛋白结合，黏附在牙面上形成牙菌斑。在牙菌斑细菌的作用下，使食物中的糖发酵产酸，酸使牙齿硬组织发生一系列复杂的化学反应，最终导致牙体组织的缺损，形成了龋病。牙齿的成分、形态、结构及位置与龋病的发生均有关，窝、沟、牙颈部等是龋病的好发部位。营养不良、全身性疾病等均可影响牙齿的正常发育，易患龋病。龋病的形成和发展是个漫长的过程，从牙菌斑的形成到临床龋洞的出现，需要很长的时间。在各因素的相互影响和共同作用下，牙体硬组织不断进行脱矿和有机物质的分解，最终导致牙组织缺损，形成龋病。

二、护理评估

（一）健康史

了解病人口腔卫生及饮食习惯。

（二）身体状况

临床上通常将龋病分为浅、中和深龋。

1. 浅龋　在窝沟、牙颈等处出现白垩色、黄褐色或呈墨浸状的黑色，或沟壁、沟底的釉质变软，探之有粗糙感或有浅的龋蚀。

2. 中龋　病损限于牙本质浅层，形成浅龋洞，多数人无症状或有时对冷、热、酸、甜等刺激较为敏感，探之质软。

3. 深龋　病损达牙本质深层，但未至牙髓，如有食物嵌入会有疼痛，对各种刺激均敏感，探诊龋洞时，探痛明显。

（三）社会心理状况

病人多因初期无明显自觉症状或认为牙病事小而未能及时就医，延误了治疗时机。病人对钻牙存在恐惧心理。

三、护理诊断

1. 疼痛　与食物等刺激有关。
2. 组织完整性受损　与龋坏造成牙体缺损有关。
3. 潜在并发症　牙髓炎、根尖周炎等，与病人抵抗力下降、治疗不及时等有关。
4. 知识缺乏　缺乏龋病的预防及早期治疗的知识。

四、护理措施

（一）一般护理

安慰病人，做好病人的思想工作，解除思想上的顾虑，减轻或消除病人的恐惧心理，使病人配合治疗与护理。

（二）护理操作

牙齿硬组织遭到破坏后无自身修复功能，需依靠人工方法进行修复。对龋齿的治疗一般采用充填术。牙体缺损范围较大或缺损部位特殊，不能以充填方法达到治疗要求时，必须采用修复体修复，如烤瓷冠。充填术方法是清除腐质，根据需要制备洞形，再选用适当充填材料进行充填。

1. 物品准备　器械及物品：挖器、黏固粉充填器、各型车针、成形片及成形片夹、银汞充填器、咬合纸、橡皮轮、光固化机等。药品：25%麝香草酚酊、樟脑酚合剂、50%酚甘油、丁香油、酸蚀剂等。修复、垫底材料：白合金粉及水银（汞）、复合树脂、玻璃离子体黏固粉、磷酸锌黏固粉、氧化锌丁香油黏固粉、氢氧化钙等。

2. 护理配合　安排病人就位，调整椅位及光源。医师制备洞型时，协助牵拉口角，用吸唾器及时吸净水及唾液。准备好棉球，消毒药物根据充填材料情况及医嘱选用。遵医嘱分次调拌所需垫底及充填材料。

3. 注意事项　完成充填术后，告知病人：银汞合金充填的牙齿24小时内不能咀嚼硬食物，以免充填物脱落。

（三）健康教育

1. 龋病的发生与口腔卫生密切相关，因此应养成饭后漱口、早晚刷牙的良好习惯，尤其是睡前刷牙更为重要，以减少菌斑及食物残渣的滞留时间。刷牙方法要正确，一般采用上下竖刷法，横刷法可导致牙龈萎缩及楔状缺损。应选择保健牙刷。

2. 应定期进行口腔检查，一般2～12岁每半年检查一次，12 岁以上一年检查一次，以便早期发现龋病。

3. 采取有效的防护措施，如根据需要食物和饮水中加氟、使用含氟牙膏，以及点隙窝沟封闭等，以提高牙齿的抗龋能力。

4. 养成合理的饮食习惯，如儿童和青少年要少吃零食、限制蔗糖的摄入频率、使用蔗糖代用品等，以防止和降低龋病的发生。

TIPS 小贴士

烤瓷牙

烤瓷牙，也叫烤瓷冠，全称烤瓷熔附金属修复体。因金属材料不同价格也不同。做烤瓷牙，就是给牙齿戴个帽子，这个帽子是有一定厚度的，为了在戴了烤瓷牙后牙齿的大小不变，在做之前就需要先把牙齿磨小一圈，然后再戴上烤瓷冠，恢复牙齿原来的大小和形态。其美观性、生物相容性是其他修复体无法取代的，是目前为止较为理想的修复体。

第二节　牙髓病

一、疾病要点

牙髓病是指牙髓组织的疾病，包括牙髓充血、牙髓炎和牙髓坏死等，其中以牙髓炎最为常见。牙髓炎多由细菌感染引起，感染主要来自深龋。另外，化学刺激及物理因素亦可引起牙髓炎。由于牙髓组织处于髓腔中，当有炎症病变时，血管扩张、渗出物积聚，使髓腔压力增大，压迫牙髓神经，常引起剧烈疼痛，又因根尖孔狭小，不利引流，容易导致牙髓坏死。

二、护理评估

（一）健康史

了解病人有无龋病及患牙近期有无受到理化因素刺激。

（二）身体状况

牙髓炎按其临床经过分为急性牙髓炎与慢性牙髓炎。

1. 急性牙髓炎　主要特征是自发性、阵发性剧烈疼痛。夜间及温度刺激疼痛加剧。当牙髓化脓时对热刺激极为敏感，而遇冷刺激则能缓解疼痛。疼痛部位不定，病人常不能准确指出患牙。检查时常见患牙有深的龋洞，探痛明显。由于病人不能正确指出患牙，故对可疑牙需借助温度实验或电活力器测验来确定。

2. *慢性牙髓炎*　一般无剧烈自发疼痛，长期温度刺激或食物嵌入龋洞中可使疼痛加剧，检查可见穿髓孔或牙髓息肉，有轻微叩痛。

（三）社会心理状况

牙髓炎多由深龋引起。龋病时，疼痛较轻，不为病人所重视。当急性牙髓炎发作时，病人才认识到其严重性。剧烈疼痛使病人坐立不安，不思饮食，心情烦躁，常急诊就医。就医时求治心切，但又惧怕钻牙。

三、护理诊断

1. *疼痛*　牙痛，与牙髓炎症有关。
2. *焦虑*　与疼痛反复发作及惧怕钻牙有关。
3. *睡眠型态紊乱*　与疼痛干扰睡眠，病人无法获得充足休息有关。
4. *知识缺乏*　病人对牙病早期治疗的重要性认识不足。

四、护理措施

（一）一般护理

向病人说明治疗的目的，进行心理安慰，消除恐惧心理，以取得病人的合作。

（二）用药护理

可用丁香油或樟脑酚棉球置于龋洞内暂时止痛，同时口服止痛药。

（三）护理操作

1. *开髓减压*　最有效的止痛方法是开髓减压，用牙钻或探针将髓腔穿通，建立引流，以减小压力，缓解疼痛。开髓前，应向病人说明钻牙的目的，进行心理安慰，消除恐惧心理，以取得病人的合作。开髓后可见脓血流出，护士抽吸温盐水协助冲洗髓腔，再放置丁香油小棉球于龋洞内，开放引流。牙髓炎疼痛缓解后，应行专科治疗，如冠髓切断术、盖髓术和干髓治疗等。

2. *冠髓切断术的护理*　冠髓切断术是切除有炎症或感染的髓室内牙髓，用盖髓剂置于根管的牙髓断面上，保存健康的根髓，维持其正常的状态，以行使牙髓的功能。

（1）术前护士准备好各种无菌器械及局麻药物、暂封剂等。

（2）协助医师用橡皮障或棉条隔湿，备2%碘酊和75%乙醇小棉球消毒牙面及窝洞。

（3）医师用牙钻去腐、开髓、揭开髓室顶。用锐利挖器将冠部牙髓齐根管口处切断，护士协助用生理盐水冲洗髓腔，如有出血可用0.1%肾上腺素棉球止血。调制盖髓剂如氢氧化钙糊剂，覆盖牙髓断面。盖髓完成后，调制氧化锌丁香油黏固粉暂封窝洞。术中避免温度刺激及加压。调拌用具必须严格消毒，无菌操作。

（4）预约病人1～2周复诊，若无自觉症状，则可除去表层暂封材料，作永久性充填。

3. 干髓治疗的护理　干髓治疗是用药物失活牙髓后除去冠髓，再用药物覆盖根髓创面，使根髓干化，并长期保存无菌状态，使患牙得以保留。

干髓治疗有失活干髓术和麻醉干髓术两种方式，以前者常用。失活干髓术的护理如下：

（1）治疗前向病人说明治疗目的以及用药后可能出现数小时的疼痛反应。备好器械及药物，按医嘱准备失活剂。

（2）隔离唾液，擦干洞形，医师将失活剂放入穿髓孔后，上置丁香油小棉球，护士随即调制氧化锌丁香油糊剂封闭窝洞。操作中不要加压，以免引起剧烈疼痛。

（3）预约病人复诊时间，砷剂封药时间为24～48小时，三聚甲醛的封药时间可延长至7～14天。封药时间不宜过久，以防引起化学性根周炎。

（4）复诊开髓时，取出失活剂，协助冲洗髓腔，清除牙本质残屑及残留冠髓，吸净冲洗液。拭干和消毒窝洞，医师将干髓剂置于根管口处，使其紧贴根面。调制磷酸锌黏固粉垫底，调制永久性材料作窝洞充填。

（四）健康教育

向病人宣传牙髓炎的发病原因、治疗目的及方法，以及牙病早期治疗的重要性。让病人了解牙髓炎早期如能得到及时正确的处理，活髓可能得到保存。死髓牙因牙体失去代谢而变性，脆而易折，极易导致牙齿缺失。因此，防治龋病及牙髓病，对保存健康牙齿有着十分重要的意义。

第三节　根尖周病

一、疾病要点

根尖周病是指牙齿根尖部及其周围组织的炎症。临床上分为急性根尖周炎和慢性根尖周炎，以慢性根尖周炎较多见。急性根尖周炎多是感染通过根管扩散所致，多是牙髓炎的继发病。创伤或牙髓治疗药物渗出根尖孔刺激根尖也能引起根尖周组织炎症。慢性根尖周炎除了来自牙髓感染外，也可由急性根尖周炎或牙槽脓肿转化而致。根据病变性质不同，慢性根尖周炎可表现为根尖肉芽肿、根尖囊肿、慢性根尖脓肿三种形式。

二、护理评估

（一）健康史

询问病人是否有过牙髓炎病史及反复肿胀疼痛病史。

（二）身体状况

1. 急性根尖周炎多为慢性根尖周炎急性发作所致。按其发展过程可分为浆液期和化脓期。炎症初期，患牙有浮起感，咀嚼时疼痛，病人能指出患牙。检查时有叩痛。当形成化脓性根尖周炎时有跳痛，患牙有明显伸长感，颌下淋巴结肿大。若病情加重，疼痛剧烈，可伴有发热、全身不适等症状。当脓肿达骨膜及黏膜下时，可触及波动感。脓肿破溃或切开引流后，急性炎症可缓解(图 8-1)。

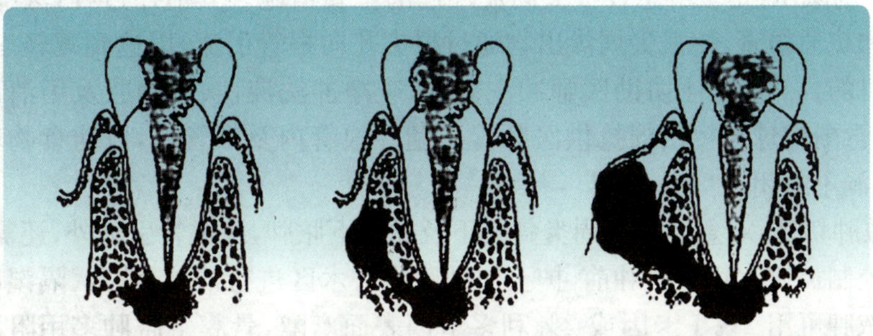

图 8-1　急性化脓性根尖周炎

2. 慢性根尖周炎一般多无明显自觉症状，或偶有轻微钝痛、咬合痛。检查时可发现患牙龋坏变色，牙髓坏死，有轻度叩痛，根尖区相对应的颊侧牙龈上可有瘘管。X 线检查可显示根尖区有稀疏的阴影。

（三）社会及心理因素

急性根尖周炎由于疼痛剧烈时，常能及时就诊，要求医师尽快解决其痛苦。慢性根尖周炎自觉症状不明显，常被病人忽视，当患牙出现脓肿及瘘管时，才去就诊。由于病人对治疗过程缺乏了解，总希望一次治疗便能解决问题，缺乏治疗耐心。

三、护理诊断

1. *疼痛*　与根尖周炎急性发作、牙槽脓肿未引流或引流不畅有关。
2. *体温升高*　与根尖周组织急性感染有关。
3. *口腔黏膜改变*　与瘘管形成有关。
4. *知识缺乏*　与病人对疾病病因及其防治认识不足有关。

四、护理措施

（一）一般护理

向病人说明治疗的目的，进行心理安慰，以取得病人的合作。嘱病人注意适当休息，发热病人多饮水，进食流质及半流质食物，注意口腔卫生。

（二）用药护理

按医嘱给予抗生素、镇痛剂、维生素等药物治疗。

（三）护理操作

1. 急性根尖周炎的治疗首先是缓解疼痛，然后进行根管治疗或牙髓塑化治疗。

（1）开髓减压：是缓解急性根尖周炎疼痛的主要措施。其治疗过程：医师打开髓腔，拔除根髓和疏通根管，使根尖周渗出物通过根尖孔向根管引流，以达到减轻疼痛、防止炎症扩散的目的。然后护士协助医师冲洗髓腔，吸净冲洗液，吹干髓腔及用消毒纸尖吸干根管，备消毒酚棉球及短松棉捻供医师置入髓腔根管内及根管口，以防食物堵塞。为利于引流，窝洞不封闭。

（2）脓肿切开：对急性根尖周炎骨膜下及黏膜下脓肿，除根管引流外，还需切开排脓，才能有效控制炎症。切开脓肿前，护士协助医师对术区进行清洁、消毒、隔湿准备。表浅的黏膜下脓肿可用2%丁卡因或2%利多卡因表面麻醉，骨膜下脓肿多用阻滞麻醉。切口位置应在脓肿下极，切口方向宜与血管神经一致，避免损伤血管神经。深部脓肿，排脓后应放置橡皮引流条，嘱病人定期换药。

2. 慢性根尖周炎多采取根管治疗。根管治疗是用机械和化学处理的方法，消除髓腔内，特别是根管内的感染病灶。经过根管制备、冲洗、消毒、充填和密封根管，达到彻底根治根尖周病的目的。适用于晚期牙髓炎、牙髓坏死及各类型根尖周炎。

（1）器械物品准备：准备根管扩挫针、拔髓针、根管充填器、消毒棉捻、根管充填材料及充填术器械等。

（2）根管预备：对活髓牙，应在麻醉或失活牙髓后拔除根髓，然后用生理盐水冲洗根管，消毒、吹干后即可进行根管充填。对牙髓坏死牙，除去牙髓后用2%氯亚明液和3%过氧化氢溶液交替冲洗，再用生理盐水冲尽余液，用根管扩挫针扩挫管壁，冲洗拭干后，将蘸有消毒药液的棉捻置于根管内，再用氧化锌丁香油糊剂暂封窝洞。待自觉症状消失，复诊时如无叩痛，根管内取出的棉捻无分泌物，即可进行根管充填。

（3）根管充填：先将根管充填材料（如氧化锌丁香油糊剂、碘仿糊剂）调成糊状送入根管内，再将消毒后的牙胶尖插入根管，直达根尖孔，用加热后的充填器，除去多余牙胶，最后作永久充填。在充填过程中应严格掌握无菌操作。

在以上操作过程中，护士应及时准确地为医师提供所需器械及用物，根据需要调制各类充填材料，密切配合医师完成根管治疗。

（四）健康教育

让病人了解根尖周炎的发病原因和治疗过程。告知病人开髓减压及脓肿切开后继续根管治疗或牙髓塑化治疗的重要性。嘱病人按医嘱准时复诊，保持治疗的连续性，以达到治疗的最佳效果。

第四节　牙周病

一、疾病要点

牙周病是牙周组织所患的一种或多种疾病的统称。牙齿周围组织因为长期炎症，致使牙周膜和牙槽骨逐渐破坏和吸收，最终导致牙齿松动脱落。这是一种广泛流行的常见疾病。发病率随年龄的增长而增加，中年以上的人群中患牙周病者约占半数。常见的为牙龈炎和牙周炎。牙龈炎是指龈乳头和龈缘受炎症损害，严重时可累及附着龈。多由于口腔不洁，如牙菌斑、牙垢和牙石堆积，以及食物嵌塞，不良修复体等的局部刺激所引起。牙龈炎的病变是可逆的，一旦病因去除，炎症消退，牙龈便可恢复正常，反之，牙龈炎可进一步发展成为牙周炎。牙周炎是牙周组织均受累的一种慢性破坏性疾病。除有牙龈炎的表现外，其主要临床特点是牙周袋的形成。牙周炎的病因基本上与牙龈炎相同。在局部致病因素中，尤其是龈下结石危害性最大。全身致病因素可能与营养代谢障碍、内分泌紊乱、自主神经功能紊乱及精神因素等有关。

二、护理评估

（一）健康史

了解口腔卫生习惯，有无刷牙易出血史，有无全身慢性疾病、营养不良等。

（二）身体状况

1. 牙龈炎　一般无明显症状，偶有牙龈发痒、发胀等不适。病人往往因局部刺激，如刷牙、咀嚼、说话、吸吮等引起出血而就诊。口腔检查发现病人牙垢堆积，可有口臭。牙龈红肿，质地松软，局部点彩消失。探查易出血。重者龈乳头肥大，向牙冠方向增生覆盖，形成假性牙周袋。袋内可挤压出炎性分泌物。但牙齿无松动、牙槽骨无破坏，无真性牙周袋形成。

2. 牙周炎　牙龈红肿、出血；牙周袋形成；牙龈溢脓，轻压牙周袋外壁，即有脓液溢出，可伴有口臭；牙齿松动，由于牙周膜破坏，牙槽骨吸收，牙齿失去支持功能，从而出现牙松动，咀嚼功能障碍；牙周脓肿形成，当牙周袋内的炎性渗出液排流不畅或机体抵抗力下降时，可出现急性炎症发作，形成牙周脓肿。严重者，可出现全身不适、发热及局部淋巴结肿大等症状。

（三）社会心理状况

牙周病的早期症状常不明显，因此病人未能重视，随着病情的进一步发展，患牙常需拔除，此时，因牙齿缺失影响咀嚼功能及美观，病人可表现出焦虑情绪。由于有明显的口臭，常影响病人的社会交往，使其产生自卑心理。

三、护理诊断

1. 口腔黏膜改变　与炎症有关。
2. 社交障碍　与牙龈出血、口腔异味有关。
3. 自我形象紊乱　与牙齿缺失、口臭有关。
4. 知识缺乏　口腔卫生保健知识缺乏。

四、护理措施

1. 一般护理　指导病人加强锻炼与营养，增加维生素 A、C 的摄入，以利于牙周组织的愈合。去除致病因素，如口内有不良修复体者，协助医师取下并重新制作，消除食物嵌塞。

2. 用药护理　遵医嘱给予抗生素和维生素。可用复方氯己定液含漱。协助医师用 3%过氧化氢溶液与生理盐水交替冲洗龈沟及牙周袋，涂布碘甘油。

3. 护理操作　龈上洁治和龈下刮治，是去除牙石和菌斑的基本手段。其方法是使用特制的器械或超声波洁牙机除去龈上、龈下牙石，消除结石和菌斑对牙龈的刺激，以利于牙龈炎愈合。

4. 手术护理　经局部治疗牙周袋仍不能消除者，可行牙周手术清除牙周袋，常用的手术方法有龈切除术及龈翻片术。龈切除术是将病变牙龈组织或牙周袋切除，重建新的龈缘和正常龈沟；龈翻片术是切开牙龈翻转龈片，彻底消除病变组织至根面光滑后再将龈瓣复位缝合，以达到消除牙周袋的目的。护理配合以龈翻片术为例。

TIPS 小贴士

口　臭

口臭是含有臭味的呼气。口内食物残渣长期积存，在细菌的作用下发酵腐败分解，发出一种腐烂的恶臭。常见的原因有：口腔卫生不良，如不经常或不正确刷牙可能会将食物颗粒留在口腔中；口腔解剖或疾病因素，如牙间隙较宽食物易存留、牙周疾病；呼吸道感染，如萎缩性鼻炎、慢性化脓性鼻窦炎、肺炎；外来物质如大蒜、洋葱、吸烟；全身疾病，如糖尿病、肝肾疾病等。

(1) 器械准备：牙周探针、龈分离器、刮治器、骨膜剥离子、弯组织剪、小骨锉、根面锉一套、牙龈刀、局麻器械、缝合器械、调拌用具、无菌包等。各类器械消毒后备用。

(2) 术前用复方氯己定液漱口，用 0.5% 碘伏或 75%乙醇消毒口周皮肤，铺巾。

(3) 术中牵拉口唇，协助止血，用生理盐水冲洗创面，及时吸去冲洗液，保持术野清晰。

(4) 缝合后，调拌牙周塞治剂，将其调成长条状，置于创面，用湿棉签轻轻加压，使其覆盖整个术区，保护创面。

(5) 术后嘱病人注意保护创口，进软食，24 小时内不要漱口、刷牙。按医嘱给予抗生素。术后 1 周拆线。术后 6 周内勿探测牙周袋。

5. 健康教育　指导病人保持口腔卫生，如牙刷、牙签的正确使用，并定期检查，以巩固治疗效果。告知病人通过以上治疗后，牙龈炎可很快治愈，口腔异味也将随之消失，恢复病人进行社会交往的信心。要特别强调牙周炎的治疗效果与病人的口腔卫生习惯密切相关，尤其是在治疗后更应经常保持口腔卫生。

第五节　口腔黏膜病

一、疾病要点

口腔黏膜病的要点见表 8-1。

表 8-1　口腔黏膜病的疾病要点

疾病名称	疾病要点
复发性口疮	也称复发性阿弗他溃疡，是一种最常见的具有反复发作特征的口腔黏膜溃疡性疾病。病程有自限性，一般 7～10 天可自愈。病因尚不明确，常见的诱发因素有病毒感染、胃肠功能紊乱、疲劳、精神刺激、内分泌功能紊乱及免疫功能低下等
口腔单纯性疱疹	亦称疱疹性口炎，是一种由Ⅰ型单纯疱疹病毒感染引起的急性传染性口腔黏膜的疱性病变。主要传染途径为唾液、飞沫和接触传染。上呼吸道感染、消化不良、月经期及局部因素刺激等可导致疱疹的发生
口腔念珠菌病	亦称雪口疮或鹅口疮，是由白色念珠菌感染的一种口腔黏膜传染性疾病。多发于哺乳期婴幼儿及体弱儿童。白色念珠菌常存在于正常人的口腔、肛门及皮肤等处，一般不致病，若口腔清洁卫生不良、全身慢性疾病、全身长期大量使用广谱抗生素及免疫抑制剂等导致菌群失调，该菌就会大量繁殖而发病。婴儿常是通过产道、哺乳器或母亲乳头感染而致病

二、护理评估

1. 健康史　询问病人近期有无感冒、胃肠不适、过度疲劳等诱因。询问病人是否有慢性疾病及长期使用广谱抗生素或免疫抑制剂的病史，了解婴幼儿母亲的身体状况及哺乳卫生情况。

2. 身体状况

(1) 复发性口疮多发于青壮年。临床特点为自然发病，病程迁延，反复发作，有遗传倾向等。具体表现为在口腔黏膜出现单个或多个圆形或椭圆形溃疡,直径 2～4 mm 不等,中央稍凹下,表面覆以淡黄色假膜,周围有红晕,有烧灼痛。遇刺激疼痛加剧,甚至影响病人说话与进食。

(2) 口腔单纯性疱疹好发于 5～6 岁以下的儿童,尤以 6 个月至 2 岁最为多见。初起常有发热,2～3 天后,口腔黏膜充血,很快黏膜上出现散在或成簇分布的水泡,水泡在 1～2 小时内破溃形成小溃疡。溃疡可融合成片,表面有黄白色假膜覆盖。局部淋巴结肿大、压痛。患儿多有自发性疼痛、流涎、啼哭、拒食等表现。本病呈自限性,经 1～2 周溃疡可自行愈合,不遗留瘢痕。

(3) 口腔念珠菌病多无明显全身反应,病损区有灼热感和疼痛,小儿可有烦躁不安、啼哭、拒食和低热。多发于唇颊、舌、腭等黏膜处。病初黏膜充血,有微凸的白色小点,随后融合成白色斑片,渐成凝乳状斑块。斑块不易被擦掉,如强行擦除,可见其下为潮红溢血的创面。

3. 社会心理状况　病人因说话和进食疼痛而感焦虑,常迫切要求治疗。患儿家属会出现烦躁及焦虑情绪,求治心切。

三、护理诊断

1. 疼痛　与口腔黏膜病损、进食刺激有关。
2. 口腔黏膜改变　由黏膜充血、破溃引起。
3. 体温升高　由病毒感染引起。
4. 吞咽困难　由病损波及咽喉部所致。
5. 知识缺乏　与患儿家属缺乏婴幼儿的保健知识和疾病预防知识有关。

四、护理措施

(一) 一般护理

注意保持口腔卫生,让病人充分休息,给予高能量易消化的流质或半流质饮食。

(二) 用药护理

1. 复发性口疮　可用 1%丁卡因或 2%利多卡因溶液涂布溃疡面,暂时缓解疼痛,利于病人进食。单个溃疡可用细棉签蘸 10%硝酸银或 50%三氯醋酸少许烧灼。烧灼时护士协助隔离唾液,压舌,切勿使药液伤及周围正常黏膜和皮肤。局部贴敷口腔溃疡药膜。也可用地塞米松磷酸钠注射液、硫酸庆大霉素注射液等交替涂抹或含服西地碘片。对于严重病人,全身可使用糖皮质激素及适当补充维生素 C 和复合维生素 B。

2. 口腔单纯性疱疹　饭前可用 1%丁卡因或 2%利多卡因溶液涂敷创面,起暂时止痛的作用,便于进食。饭后涂 2.5%金霉素甘油糊剂,2 小时 1 次,起防腐消炎作用。

3. 口腔念珠菌病　用 2%～4%碳酸氢钠液擦拭或洗涤病人口腔,以保持口腔的碱性环境,从而抑制白色念珠菌的生长繁殖。病患区清洗后,涂 1%龙胆紫液或制霉菌素液，每日3～4次。重症病人遵医嘱酌情给予抗真菌药物。

（三）健康教育

向病人介绍疾病的病程及治疗目的，让其了解本病有自限性，不必过度焦虑。让病人知道本病发生的可能因素，嘱病人进行自我调节，去除诱因，防止复发。

第六节　口腔颌面部感染

一、疾病要点

口腔颌面部感染的要点见表8-2。

表8-2　口腔颌面部感染疾病要点

疾病名称	疾病要点
冠周炎	牙齿在萌出的过程中，牙冠周围软组织发生的炎症称冠周炎。临床上以下颌第三磨牙常见，故称智齿冠周炎，多发生于18～25岁。第三磨牙萌出时，因缺少足够的空间，常表现为牙冠萌出不全，或位置偏斜，或埋伏在骨内，即第三磨牙阻生。牙龈覆盖阻生的第三磨牙牙冠构成较深的盲袋，有利于细菌生长繁殖(图8-2)
颌面部蜂窝织炎	颌面部蜂窝织炎是颜面、颌周和口咽区软组织化脓性炎症的总称。在颌面部组织层次之间，有多个潜在的筋膜间隙。一旦发生感染，因各间隙之间互相通连，化脓性炎症可以局限于单个间隙，亦可扩散到相邻间隙，形成弥散的蜂窝织炎
颌骨骨髓炎	颌骨骨髓炎是指颌骨全部骨组织包括骨膜、骨皮质、骨髓及其中的血管、神经的炎症。炎症如从骨髓向四周扩展，破坏颌骨，称之为中央性颌骨骨髓炎；如由骨膜下脓肿损害骨皮质，称为边缘性骨髓炎

口腔颌面部感染是一种常见病，可由口腔内潜在的细菌或口腔外部的细菌侵入引起。口腔颌面部位于消化道与呼吸道的起端，通过口腔和鼻腔与外界相通。由于鼻腔、鼻窦的腔隙，牙、牙龈、舌、扁桃体的特殊解剖结构和这些部位的温度、湿度均适宜于细菌的生长繁殖，加之颜面皮肤的毛囊、汗腺与皮脂腺也是细菌最常寄居的部位，故在这些部位遭受损伤、手术及全身抵抗力下降等因素影响下，均可导致感染的发生。颌面部存在较多相互连通的潜在性筋膜间隙，其间隙含疏松的蜂窝结缔组织，易于形成感染蔓延的通道，加之颜面部血液循环丰富，静脉又常无瓣膜，感染易向颅内扩散。从鼻根到两侧口角连线形成的三角区内，一旦发生感染，可循此途径引起海绵窦血栓性静脉炎等严重并发症，故将鼻唇区称为“危险三角区”。颌面颈部淋巴结十分丰富，口腔、颜面及上呼吸道感染，可沿相应的淋巴回流途径而扩散，发生区域性的淋巴结

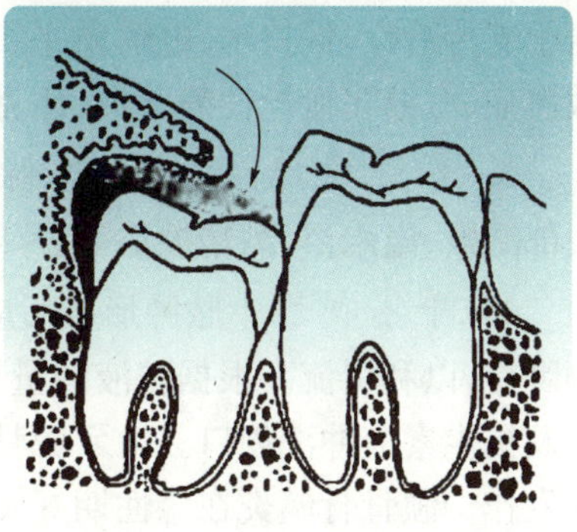

图8-2　阻生牙盲袋示意图

炎，特别是儿童淋巴结尚未发育完善时，感染易穿破淋巴结被膜，形成结外蜂窝织炎。

二、护理评估

1. 健康史　注意询问病人的口腔卫生习惯，了解有无牙病史。

2. 身体状况　局部表现为红、肿、热、痛和功能障碍等症状，其程度因感染发生的部位、深浅、范围和病程早晚而有差异。如冠周感染可有疼痛、肿胀及淋巴结肿大，如累及口底或咽旁，则有吞咽困难；累及咀嚼肌，则会张口受限。全身症状轻重不等，炎症反应轻微者可无全身症状，较重者常有畏寒、发热、全身不适、头痛、乏力、食欲减退、尿量减少等症状。病情重且时间长者，可有水、电解质平衡紊乱，酸中毒，肝肾功能障碍等，严重者可出现败血症、休克、昏迷而危及生命。

3. 社会心理状况　发病之初症状较轻，多被病人忽视。当感染迅速扩展，出现严重症状时，病人才被迫就诊，病人紧张、焦虑、烦躁不安，对疾病的预后十分担忧。

三、护理诊断

1. 疼痛　与炎症有关。

2. 语言沟通障碍　与疼痛、张口受限有关。

3. 体温升高　与急性炎症有关。

4. 焦虑　与全身不适及担心预后不良有关。

5. 有窒息的危险　与肿胀致咽腔缩小或压迫会厌气管有关。

四、护理措施

1. 一般护理　感染轻者适当休息，严重者应卧床休息。进食易消化、高热量、富含维生素的食物。对张口受限者，鼓励进食流质或半流质，也可管喂进食。高热失水者给予补液，维持水、电解质平衡。

2. 用药护理　口内用3%过氧化氢溶液和生理盐水冲洗。脓肿形成前可用中草药如金黄散等外敷，亦可用高渗盐水湿敷。感染并发全身中毒症状如发热、寒战时，全身给予支持治疗，保持水、电解质平衡，以减轻中毒症状，遵医嘱给予抗菌药物。对已发生败血症、海绵窦血栓性静脉炎、休克等严重并发症时，更应早期及时全身给药。

3. 护理操作　注意体温、脉搏、血压的变化。体温超过40 ℃时，进行降温处理，如头部湿敷、温水浴、酒精擦浴等。

4. 手术护理　脓肿形成后应协助医师及时行切开引流术。脓肿切开后，病人应取侧卧位，以利引流。根据脓液的量及性质每日换药1～2次以上，可用1%～3%过氧化氢液及抗生素液冲洗创口。由牙源性感染引起的炎症治疗好转后，应拔除病灶牙，以免反复发作。颌骨骨髓炎在急性期好转后，尽早进行死骨及病灶清除术。

5. 健康教育　指导病人进行自我护理，如注意口腔卫生、保护局部创口等。

第七节　口腔颌面部损伤

一、疾病要点

口腔颌面部遭受损伤后，除了出现受伤部位肿胀、疼痛、功能障碍和相应的全身反应等常见的表现外，还由于其解剖生理的原因，出现如下一些危及生命的特点。

1. 易发生窒息　损伤后软组织移位、水肿，血肿、血块，以及各种异物的存留等，均可能阻塞上呼吸道而致窒息。

2. 易出血　颌面部血运丰富，血管吻合支多，所以伤后一方面易引起大量出血，另一方面创口也易于愈合。

3. 易感染　口腔颌面部与外界相通的腔窦较多，损伤后极易发生创口感染。

4. 合并颅脑损伤　颜面骨骼邻近颅脑，尤其是上颌骨与颅底连接紧密，损伤时常合并有颅脑损伤，如脑震荡、脑挫伤、颅底骨折等。

5. 特殊器官损伤及功能障碍　由于口腔颌面部、鼻等器官有着特殊的生理功能，故损伤后对病人的呼吸、咀嚼、吞咽、语言、表情、容貌等有着不同程度的影响，给病人及家人精神上带来极大的痛苦。

口腔颌面部损伤的类型很多，临床上以软组织损伤、牙及牙槽骨损伤及颌骨骨折较为常见。

二、护理评估

1. 健康史　了解有无全身疾病及外伤手术史。

2. 身体状况

(1) 软组织损伤：口腔颌面软组织损伤分为闭合性损伤与开放性损伤，前者为挫伤，主要表现为疼痛和血肿，后者常见有擦伤、切割伤、刺伤、撕裂伤、火器伤等，主要表现为伤口出血、疼痛、血肿等。

(2) 牙及牙槽骨损伤：前牙区多见，常因碰撞、打击、跌倒或咀嚼硬物而引起。轻则牙体松动，重则发生牙脱位、牙折断及牙槽骨骨折。

(3) 颌骨骨折：多为下颌骨骨折，其骨折线易发生在解剖结构较薄弱的部位，如颏孔、下颌角、髁状突等部位。骨折表现为局部疼痛、肿胀、出血、局部压痛。由于下颌骨周围有强大的开、闭口肌肉附着，因此，骨折时一般均有错位、咬合关系紊乱等。

3. 辅助检查　X线片、CT等显示骨折部位及骨折片移位等。

4. 社会心理状况　颌面部损伤多因交通事故、工伤及暴力所致，常给病人及家属带来沉重打击，病人会出现不同程度的恐惧与焦虑情绪。

三、护理诊断

1. 疼痛　与软组织受伤、骨折等有关。

2. 面部形态改变　与骨折断端移位有关。

3. 口腔黏膜改变　与损伤、下颌制动致口腔护理障碍有关。

4. 吞咽困难　与疼痛、咬合紊乱、咀嚼功能障碍、下颌制动有关。

5. 恐惧　与突发的伤害及手术有关。

6. 潜在并发症　窒息，与伤口肿胀、口内出血又未能及时清除有关；出血，与伤口渗血、手术创伤有关；感染，与伤口暴露及污染有关。

7. 营养失调　与咀嚼或吞咽困难有关。

四、护理措施

1. 一般护理　给予耐心解释、疏导及安慰，使病人主动配合治疗，尽快消除病人及家属的焦虑情绪。根据医嘱和病情需要，选择合适的饮食及进食方法。如一般病人可给予高蛋白、高热量及维生素丰富的半流质，颌间固定的病人采用鼻饲，不能吸吮的病人应进行喂食。

2. 用药护理　按医嘱要求及时输血、输液及全身应用抗生素。

3. 护理操作　严密观测体温、脉搏、呼吸、血压，观察神志及瞳孔的变化。根据伤情准备急救用品，如氧气、吸引器、气管切开包及急救药品等。及时清除口、鼻腔分泌物、呕吐物、异物及血凝块等。每日用1%～3%过氧化氢溶液和生理盐水擦拭口腔1～2次。对颌间固定的病人，在每次进食后，都应用冲洗器、棉签或小牙刷进行口腔的清洗工作。

4. 手术护理　根据需要配合医生行环甲膜穿刺或气管切开术。

【附】口腔颌面部损伤的急救

一、窒息的急救

窒息可分为阻塞性窒息和吸入性窒息两类。阻塞性窒息可因异物、血凝块、组织的移位、水肿与血肿等导致呼吸道阻塞而引起窒息。吸入性窒息见于昏迷病人，多因分泌物、血液、呕吐物等被吸入气管而引起窒息。窒息的前驱症状有烦躁不安、出汗、口唇发绀、面色苍白、鼻翼扇动，严重时出现三凹征，如抢救不及时，随之出现脉弱、血压下降、瞳孔散大，甚至死亡。急救措施如下：

1. 解除阻塞　用手指或器械伸入口腔咽喉部，将异物取出或移动组织瓣。用吸引器吸出分泌物、血液等堵塞物，紧急时亦可拿橡皮管或塑料管用口吸。如有舌后坠，先托双侧下颌角向前上方，在舌尖后约2 cm处立即用穿好粗丝线的大弯针或大别针穿过舌的全厚组织，将舌拉出口外。

2. 改变病人体位　解开颈部衣扣，使其头部偏一侧或采取俯卧位，让分泌物自然流出。取俯卧位时，需垫高病人前额。

3. 插入通气管　对于咽部和舌根肿胀压迫呼吸道的病人及神志不清的病人，除以上处理外，可经口或鼻插入通气管。

4. 环甲膜穿刺或气管切开　上述方法都不能使呼吸道维持畅通时，应迅速用粗针头，由环甲膜刺入，或将环甲膜切开，暂时解除窒息。随后，尽早行气管切开术。

5. 吸入性窒息　如采取上述方法后仍不见好转，应立即行气管切开术。

二、出血的急救

口腔颌面部损伤后出血较多，如伤及大血管，处理不及时，可危及生命。对口腔颌面部出血的急救，应根据出血部位、来源、程度以及现场条件采取相应的止血方法。

1. 压迫止血　对一般性出血，将移位的组织瓣复位后，行包扎压迫止血。对开放性或洞穿性创口或口底出血，可纱布填塞。对出血较多的紧急情况，指压止血也能起到暂时止血的目的。如颞部、头顶、前额部出血，可压迫耳屏前的颞浅动脉；颜面出血，可压迫下颌角前切迹处之颌外动脉；头颈部大出血，可在胸锁乳突肌中份前缘，以手指触到搏动后，将颈总动脉向后压迫于第 6 颈椎横突上，压迫时间不超过 3～5 分钟，防止发生心律失常和心搏骤停。

2. 结扎止血　对较大的出血点，可结扎止血或缝扎止血，亦可连同止血钳包扎后转送。如出血仍较猛烈可考虑结扎颈外动脉。

3. 药物止血　如局部应用云南白药、吸收性明胶海绵、凝血酶、0.1%肾上腺素等。也可应用全身性止血药物，如维生素 K_1、酚磺乙胺、立止血等。

三、合并颅脑损伤的急救

凡有颅脑损伤的病人，应卧床休息、减少搬动，暂停不急需的检查或手术。密切观察病人的神志、瞳孔及生命体征变化。如鼻或外耳道有脑脊液外流，禁止作耳、鼻内填塞与冲洗，以免引起颅内感染。如有颅内压增高现象，应控制入水量，并给予 20%甘露醇等脱水，以减轻脑水肿，降低颅内压。应及时请有关专科会诊处理。

四、包　扎

包扎是急救过程中常用的治疗措施，起到压迫止血、暂时固定、保护创面、减少污染等作用。颌面部常用的包扎方法有四尾带包扎法和“十字”绷带包扎法。

1. 四尾带包扎法　将绷带撕剪成四尾形，颏部衬以棉垫，将左右前两尾结在枕骨结下，左右后两尾结在头顶前，再将二尾末端结扎于头顶部即可。

2. “十字”绷带包扎法　将绷带缠绕额枕部 2～3 圈后，自一侧反折由耳前区向下绕过颏部至对侧，再由对侧耳前区向上越过顶部呈环形包绕，如此反复数次。末端用胶布固定。

五、预防与控制感染

口腔颌面部的损伤，其损伤部位极易发生感染，有时感染对病人的危害性，甚至比原发损伤更为严重，所以预防和控制感染，也是急救治疗中的重要环节。对开放性创口，应尽早行清创缝合，如没有条件，也应早期包扎创口，避免继续污染。伤后尽早使用广谱抗生素并及时注射破伤风抗毒素。

第八节　唇裂病人的护理

一、疾病要点

唇裂是胎儿在发育过程中，受到某些因素的影响，使上颌突与球状突未能融合而发生裂隙。唇裂的发生可能与遗传、营养、感染、药物、内分泌及理化等因素有关。唇裂常造成容貌缺陷及生理功能障碍（如咀嚼、呼吸、语言及表情等）。临床上主要采用手术整复的治疗方法，以达到恢复功能和形态接近正常的目的。一般认为，单侧唇裂整复术最适宜的年龄为 3～6 个月左右，双侧唇裂推迟到 6～12 月左右。

二、护理评估

1. 健康史　了解患儿的全身情况，发育是否正常，有无先天性疾病。询问有无过敏史及传染病史。

2. 身体状况　可表现为单侧唇裂和双侧唇裂。患儿因唇部裂隙，语音不清，吸吮及进食均有一定困难。随患儿年龄增长，可有营养和发育不良的体征。根据裂隙的程度唇裂分为 3 度。Ⅰ度：只限于红唇部裂开；Ⅱ度：上唇部分裂，但鼻底完整；Ⅲ度：上唇、鼻底完全裂开。

3. 社会心理状况　由于患儿的言语障碍和面部畸形，严重影响了患儿的心理健康，患儿常有自卑心理，不愿与人交往，常会受到同龄儿童的歧视。患儿父母有焦虑情绪，对患儿的前途十分担忧。

三、护理诊断

1. 知识缺乏　与父母对疾病不了解以及缺乏正确的喂养知识有关。
2. 组织完整性受损　由先天性畸形所致。
3. 有窒息的危险　与全麻术后呕吐或喂养不当有关。
4. 有损伤的危险　与患儿搔抓切口、哭闹有关。
5. 有感染的危险　与切口暴露，未及时清除分泌物及食物残渣等有关。
6. 语言沟通障碍　与术后言语不清及伤口疼痛不愿说话有关。

四、护理措施

（一）一般护理

向患儿家属耐心解释，说明手术的目的、手术过程及术前术后注意事项等，消除其疑虑和恐惧心理，主动配合护理和手术。

（二）用药护理

遵医嘱给予适当的抗生素，以预防感染。

（三）手术护理

1. 术前准备

(1) 常规检查体重、营养状况、心肺情况、血常规、凝血试验、胸片等。
(2) 指导患儿父母练习用汤匙或滴管喂食，以便患儿术后适应进食。
(3) 术前 1 天备皮，用肥皂水清洗上下唇及鼻部，并用生理盐水棉球擦洗口腔。遵医嘱备血。

(4) 术前 6 小时禁食；术前 4 小时可饮少许葡萄糖水；术前 2 小时禁水并开始静脉补液。

2. 术后护理

(1) 认真检查切口是否已彻底止血。及时吸痰，清理呼吸道。严密观察生命体征变化。

(2) 取屈膝侧卧位，头偏向一侧，以利口内分泌物自然流出。患儿清醒后，应用护臂夹板固定双臂，限制肘关节运动，以免患儿用手搔抓唇部创口。

(3) 患儿清醒后 4 小时，可给予少量葡萄糖水。指导患儿家属用滴管或小汤匙喂饲。喂食时，汤匙置于健侧，避免碰触伤口。

(4) 应使唇部创口暴露，每日用 0.5% 碘伏清洗创口，保持创口清洁。如使用唇弓固定，应于术后 10 天去除。

TIPS 小贴士

腭　裂

腭裂是胎儿在发育过程中，因某些因素的影响，使面部各突起的互相连接受到阻挠而形成的裂隙。常与唇裂伴发。其发生多是遗传与环境因素共同作用的结果。施行腭裂手术的年龄，多主张尽早手术，2～10 岁不等。

(5) 术后 5～7 天拆皮肤缝线。黏膜线任其脱落。如缝线感染，应提前拆除，并行清洁换药和加强减张固定。

(6) 拆线后，需提醒患儿家属防止患儿跌跤及碰撞唇部，否则，虽然伤口已愈合，但也有裂开的危险。教会患儿父母清洁护理的方法。

3. 健康教育　指导患儿及家属进行自我护理，如注意口腔卫生、保护局部创口等。

第九节　口腔颌面部肿瘤病人的护理

一、疾病要点

口腔颌面部是肿瘤的好发部位之一。口腔颌面部肿瘤分良性肿瘤与恶性肿瘤两大类。良性肿瘤以牙源性和上皮组织肿瘤多见，如颌骨囊肿、涎腺混合瘤等。恶性肿瘤多源于上皮组织，以鳞状细胞癌最为多见。口腔颌面部肿瘤好发于口腔黏膜、牙龈、舌、腭等部位。

口腔颌面部肿瘤应根据肿瘤的性质、大小、范围及病人的全身情况等确定治疗的原则和方法。良性肿瘤一般作局部完整切除。恶性肿瘤的治疗主要采取手术为主的综合治疗措施。

本节主要介绍舌癌病人的护理。

舌癌是最常见的口腔癌，多为鳞癌，一般恶性程度较高，生长快。男性多于女性。其病因未明。

二、护理评估

1. 健康史　询问病人生活习惯、特殊嗜好及家族史。

2. 身体状况　多发生于舌缘及舌尖，常为溃疡型或浸润型。肿瘤浸润性较强，常波及舌肌，致舌运动受限，有时可出现说话和进食困难。如继发感染，可发生剧烈疼痛。舌癌早期即可发生颈淋巴结转移。晚期舌癌可蔓延至口底及下颌骨，使全舌固定。如向后发展可侵犯腭舌弓及扁桃体。

3. 社会心理状况　病人对肿瘤早期不甚重视，当肿瘤发展到影响进食和语言时出现忧虑，对手术有恐惧感，心理负担重。个别晚期病人因不堪忍受剧痛，对治疗丧失信心。

三、护理诊断

1. 焦虑与恐惧　与健康状况改变及对治疗的结果担心有关。

2. 营养失调　低于机体需要量，与肿瘤和手术所致的张口受限、咀嚼吞咽困难有关。

3. 有窒息的危险　与术后出血、舌体肿胀有关。

4. 有感染的危险　与抵抗力下降、口腔不洁、放疗及化疗有关。

四、护理措施

1. 一般护理　安慰病人，做好病人的思想工作，解除思想上的顾虑，减轻或消除病人的恐惧心理，使病人接受并配合手术治疗和护理。向病人及家属说明肿瘤治疗的方法、治疗的必要性、治疗过程及注意事项。改善营养状态，增强全身免疫功能和抵抗力。放疗或化疗的病人会出现恶心、脱发、浑身无力、食欲不振等不良反应，应给予富有营养、易消化的半流质饮食。

2. 用药护理　遵医嘱给予镇静剂或止痛剂。给予抗生素，预防术后感染。

3. 手术护理　做好术前和术后的护理，说明手术的必要性和手术的过程，对其术后面容改变等情况应向病人及家属说明，使其有思想准备。

4. 健康教育　对病人及家属做好科普教育，使其了解肿瘤的有关知识，保持良好的心态，增强战胜疾病的信心，定期随访。

第十节　口腔颌面部手术病人的护理

一、手术前的护理

1. 术前应做好心理护理，向病人耐心解释，说明手术的目的、手术过程及术前术后注意事项等，消除其疑虑和恐惧心理，保持良好的心理状态，主动配合护理和手术。

2. 按医嘱给予药物治疗，清洁口腔，洁牙等。按医嘱给予药物过敏试验，并记录结果，阳性者应通知医师。帮助病人完成术前的各项检查。根据手术需要练习床上使用便器。小儿应训练使用汤匙或滴管喂食。按医嘱备血。

3. 术前一日应洗澡、理发，搞好个人卫生。全麻者手术应做好清洁灌肠等准备。手术前晚保证病人睡眠好，必要时可服安眠药。

4. 手术区皮肤准备是避免创口感染的一项重要措施，故应认真执行。备皮时应防止剃破皮肤，引起感染。行头皮部或额瓣转移手术须剃光头、剃须；下颌骨切除、腮腺手术等剃发至耳上及耳后三横指；鼻唇部手术要剪去鼻毛；植骨病人术前 2 天开始备皮，手术当天备皮进行消毒后，用无菌巾包扎进手术室。

5. 全麻病人术前 8 小时禁水、禁食。小儿术前 6 小时禁食，术前 2 小时禁水。术前遵医嘱给予术前用药。进手术室前嘱病人排空大小便。

二、手术后的护理

1. 应向麻醉师及手术室护士了解病人手术过程及病人身体状况。

2. 病人全麻未清醒前应去枕使其平卧，头偏向健侧，及时清除呕吐物、分泌物及血液，以保持呼吸道通畅，防止窒息。

3. 严密观察病人体温、脉搏、呼吸、血压、神志及瞳孔等变化。注意观察敷料渗血情况，如渗血较多应及时报告医师处理。注意保持各种引流管通畅，严密观察各种引流物的量、色及性质，如有异常应及时报告医师。

4. 术后饮食应根据手术的不同情况和医嘱，决定饮食和进食方法。若能饮食，原则上是进食清淡、易消化和富有各种营养成分的食物，以促使病人身体康复和伤口愈合。全麻清醒 6 小时后无呕吐，可给少量温开水或流质饮食。

5. 保持口腔卫生，每日常规口腔护理两次。

6. 除了按一般外科术后护理和及时执行各项术后医嘱外，还应根据不同的疾病和病情要求，进行相应的专科护理。

案例思考题

1. 男性病人，35 岁。自发性、阵发性剧烈牙痛一天。夜间及温度刺激疼痛加剧。检查时病人不能准确指出患牙。检查见右下颌第一磨牙有深的龋洞，探痛明显。请问：病人的护理诊断有哪些？护理措施有哪些？

2. 女性病人 20 岁。左下颌牙痛 3 天。检查见左下颌第三磨牙牙冠萌出不全，远中牙龈红肿明显。请问：病人的护理诊断有哪些？护理措施有哪些？

（胡雪芬）

第九章　口腔科护理实践

第一节　局部用药

一、喷涂法

即直接将药物涂或喷洒到口腔病变部位。如用1%丁卡因涂在溃疡面上，用碘甘油涂于牙周袋内等。

二、含漱法

用复方氯己定等各种漱口液漱口，是保持口腔卫生的一种简便的方法。含漱法可以减少口腔内的细菌数目及菌斑形成，促进伤口愈合，预防感染，防止牙龈炎和龋病的发生。

TIPS 小贴士

口腔诊疗器械的消毒有规范吗？

为规范医疗机构口腔诊疗器械的消毒工作，保障医疗质量和医疗安全，卫生部制订了《医疗机构口腔诊疗器械消毒技术操作规范》并于2005年5月1日起实施。开展口腔科诊疗科目服务的医疗机构，必须将口腔诊疗器械的消毒工作纳入医疗质量管理，确保消毒效果。

三、擦洗法

通常先用浸有1%～3%过氧化氢湿棉球将病人口腔各部位擦洗干净，然后再用生理盐水棉球擦洗一遍。也可只用生理盐水棉球擦洗。每日应擦洗2～3次。

四、冲洗法

是牙周炎、冠周炎等治疗的一种有效的方法。用头端钝弯的冲洗针头插入牙周袋或盲袋内用冲洗液冲洗2～3次。常用的冲洗液有1%～3%过氧化氢、生理盐水等。

五、根管治疗换药

对于有保留价值的根尖周炎牙齿，应行根管开放，取出根管内刺激物，冲洗根管，然后用细棉捻吸干根管内液体后敷以丁香油酚、樟脑酚等。每2～3天换药1次，最后作根管充填。

第二节　护理配合

一、拔牙术配合

（一）拔牙前准备

1. 做好病人的心理护理，讲解手术过程，使病人有心理准备，消除顾虑，减轻紧张情绪。

2. 注意测量体温和血压。遵医嘱安排和协助病人完成术前的一些常规检查，如血常规、血糖等。

3. 应避免病人空腹及月经期拔牙。

4. 准备好拔牙器械、敷料及其他辅助用品。

5. 安排病人就座，围好前身，调节椅位、头托。

6. 看病历，问病史，对牙位，交代手术注意事项。

7. 用1%碘酊消毒麻醉注射区及手术区。

（二）术中配合

1. 准确无误地传递医师所需的器械。在拔除下颌阻生牙劈冠时，应一手托住病人下颌骨，一手拿骨锤，用手腕的闪击力量争取一次将牙冠劈开。

2. 手术中多巡回，随时增添敷料及器械，密切配合医生，注意观察病情变化，如发现面色苍白、出汗等情况，应及时示意医生停止手术，采取措施。

3. 协助医师做好拔牙及创面的处理，如缝合牙龈等。

（三）术后护理

1. 清理用物。嘱病人咬住无菌纱卷，半小时后自行取出。

2. 拔牙当日不能漱口，不能刷牙，以防损伤血凝块，引起出血。

3. 手术当日吃温凉饮食，不饮酒，不用患侧咀嚼食物。

4. 术后24小时唾液带有血丝是正常现象。

5. 术后不要用舌舔吸伤口，术后1～2天可有伤口轻微疼痛或不适感，如有剧痛或伤口大量鲜血或血块流出，应及时复诊检查。

6. 凡伤口缝合者，术后5～7天拆线。

7. 一般拔牙后无明显水肿。阻生牙或损伤大的手术在24～48小时内，患侧面部可放置冰袋或作冷敷，以减少组织水肿反应。

8. 对手术创伤较大及身体条件差的病人，遵医嘱术后用抗菌药物。

二、小手术配合

对于颌面部创伤，应做好器械准备，并协助医师完成清创缝合手术。

1. 用生理盐水清洗创口及四周的污物。注意保护创面。
2. 用碘伏消毒，局部浸润麻醉。
3. 先用1%～3%过氧化氢溶液再用生理盐水冲洗创口，清除创口内异物，并止血。
4. 细针细线对位整齐缝合。创面包扎，口腔内缝合不用包扎。
5. 遵医嘱术后使用抗生素并及时注射破伤风抗毒素。
6. 嘱病人5～6天拆线。

三、口腔四手操作技术

四手操作技术是指在口腔治疗过程中，医生、护士取舒适的坐位，病人取放松的仰卧位，医护双手同时在口腔治疗中完成各种操作，平稳而迅速地传递所用器械及材料。四手操作技术是国际标准化的牙科操作模式，是高效率的牙科操作技术和现代化的服务形式。四手操作法减轻了医护人员的劳动强度，极大地提高了医疗质量和工作效率。

1. 设备要求　手术椅应具备良好的舒适性，便于病人轻松和长时间的接受治疗。通常使用电动双侧可调卧式手术椅。椅头具有旋转性便于拍片或治疗；手术椅的高度变化、倾倒和回位均为电动控制，易于操作。医师侧设有可移动的综合治疗台、三用喷枪、洁治器、可调式手术灯，助手侧设有吸引器、排唾器和三用喷枪。医师和护士座椅应具有可调性。

2. 医护配合　在四手操作过程中，医师和护士的密切配合是顺利完成口腔疾病诊治工作的一个重要因素。护士应具有良好的素质，要有高度的责任心、同情心和注意力，按照职业道德规范严格要求自己，应熟悉本专业理论基础知识和临床操作技术，熟悉现代口腔科医疗设备及器械的性能、使用、操作步骤和维护保养，并掌握口腔材料的调制、使用方法、局部常用药物的作用等。在工作中，医师和护士必须协同工作，医师起主导作用，护士要熟悉配对医生的操作步骤和习惯，主要负责安排病人、准备治疗用品、调制材料、传递和回收器械、用吸引器排除唾液和血液等工作。

第三节　口腔科常用材料与药物

一、口腔科常用材料

（一）牙体修复常用材料

1. 氧化锌丁香油黏固粉（丁氧膏）

(1) 调制方法：按液 0.5 ml、粉 1.5～1.8 g 的比例取适量，放在清洁干燥的调和板上调拌。调拌时左手固定玻璃调板，右手持调拌刀顺一个方向旋转调和，使粉液在 1 分钟内调匀至所需稠度为止。

(2) 主要用途：丁香油黏固粉是一种暂时性充填材料，可用作窝洞暂封、深龋垫底和根管充填等。

2. 磷酸锌黏固粉(水门汀)

(1) 调制方法：取粉和液体适量分别置于调和玻璃板的两端，将粉末分成数份，并逐份将粉加入液体中，用调和刀旋转调拌。调和应在 1 分钟内完成。

(2) 主要用途：用作暂时充填、窝洞垫底、冠桥粘连。

3. 玻璃离子体黏固粉

(1) 调制方法：取粉 3 份和液 1 份，放在干燥清洁的玻璃板上用塑料调拌刀调和成面团状，即可充填。玻璃离子体黏固粉一般在 3～5 分钟内固化。

(2) 主要用途：窝洞充填、冠桥粘连。

4. 银汞合金

(1) 调制方法：分手工调拌和机器调拌两种。手工调拌时，将银合金粉与汞按5∶8或6∶9的重量比，放入清洁的玻璃乳钵内，用杵顺时针研磨，约以每分钟 150～220 转的速度研磨约 3 分钟，直至看见合金表面呈银色光泽、无游离汞。取出揉捻时有握雪感或捻发音，将多余的汞挤出待用。机器调拌与手工调拌相比，具有充填前不需要挤出多余的汞、安全、粉汞比例合适等优点。方法是将银合金粉与汞按一定比例分装在胶囊内，使用时将胶囊放在银汞调和器的夹头上，经高速震荡后即为银汞合金。

(2) 主要用途：银汞合金是永久性的充填材料，常用于后牙的修复。

5. 复合树脂　分可见光固化和化学固化两种。可见光固化复合树脂，可直接使用，不需调拌。

(1) 调制方法：取化学固化复合树脂粉液适量，用洁净的塑料类调板和调拌刀调和。调和稠度应界于丝状期和面团期之间。

(2) 主要用途：牙体修复。

(二) 印模材料

印模材料种类繁多。目前临床上常用的印模材料是藻酸盐类弹性印模材料。

(1) 调制方法：按比例，取适量的粉、水置于橡皮碗内，调拌均匀成膏状即可使用。凝固时间为 3～5 分钟。

(2) 主要用途：制取一般工作印模。

二、口腔科局部常用药物

1. 窝洞消毒药——樟脑酚合剂(CP)

(1) 作用：消毒、镇痛。

(2) 用途：主要用于根管及窝洞消毒。

(3) 用法：局部涂擦，或用蘸有 CP 的小棉球或棉捻，封在根管或窝洞内。

2. 安抚镇痛药——丁香油(或丁香油酚)

(1) 作用:镇痛和轻度的消毒防腐作用。

(2) 用途:主要用于急性牙髓炎开髓后、活髓拔除后的镇痛。

(3) 用法:将窝洞内腐质除去,用小棉球蘸药液置于开髓孔处或根管内。

3. 局部消炎药——碘甘油

(1) 作用:杀菌、防腐和收敛作用。

(2) 用途:用于牙龈炎、冠周炎、牙间乳头炎和牙周袋的局部消炎。

(3) 用法:用探针或注射器将药液置入病变的部位。

4. 脱敏药——75%氟化钠甘油糊剂

(1) 作用:脱敏。

(2) 用途:因其无刺激、无色,适用于前牙及牙颈部的脱敏。

(3) 用法:用75%氟化钠甘油糊剂棉球,反复涂擦牙齿敏感区1~2分钟。

5. 失活剂——三聚甲醛失活剂

(1) 作用:使牙髓血液停滞而逐渐坏死。

(2) 用途:用于新生恒牙牙髓失活及乳牙牙髓失活,复诊不便或砷剂禁用者。其作用较砷剂温和缓慢,对组织破坏性小。

(3)用法:取少量糊剂(小米粒大小)置于穿髓孔处,再用氧化锌丁香油糊剂暂封。封药时间1~2周。

6. 干髓剂——干髓糊剂

(1) 作用:使根髓固定或无菌干化。

(2) 用途:用于干髓治疗。

(3) 用法:将适量糊剂置于根部牙髓表面。

7. 根管洗涤剂——3%过氧化氢溶液

(1) 作用:为强氧化剂,具有防腐、除臭、清洁作用。

(2) 用途:冲洗感染根管和用于冠周炎、牙周炎时冲洗。

(3) 用法:用注射器2支,针头弯成钝角,针尖磨圆,分别吸入双氧水和生理盐水,交替冲洗根管。

8. 根管消毒剂——甲醛甲酚(FC)

(1) 作用:具有杀菌、止痛作用,其消毒力强,但刺激性较大,应避免反复使用。

(2) 用途:坏死、坏疽牙髓的根管消毒。

(3) 用法:用棉捻或纸尖蘸少许药封于根管内。

9. 根管填充剂——碘仿糊剂

(1) 作用:具有防腐、除臭、减少渗出等作用。

(2) 用途:用于根管充填。

(3) 用法:取适量粉、液调成糊状,用器械添入根管内。

(胡雪芬)

阶段性测试

试卷一

一、填空题

1. 眼为视觉器官，由________、________、________三部分组成。
2. 眼球壁中层由前向后分别是________、________和________。正常瞳孔直径为________。
3. 眼内容物包括________、________、________，均为无________和________的透明组织。
4. 结膜按解剖部位分为________、________、________。
5. 眼屈光系统由________、________、________、________等构成。
6. 泪道包括________、________、________和________。
7. 视功能障碍主要包括________和________。
8. 睑腺炎是眼睑腺体的____________感染。根据感染腺体的部位不同，分为____________、____________两种。
9. 淋菌性结膜炎由________引起。主要通过接触患有淋病的_________或________而感染。新生儿主要经________时感染。
10. 急性闭角型青光眼按病程不同分________、________、________、________、________、________六期。
11. 白内障病人的护理诊断主要有________、________、________、________、________；对视力明显减退，严重影响工作和生活者，可手术摘除白内障，并植入________以提高视力。
12. 近视眼是在眼的调节静止状态下，平行光线经过眼的________屈折后，聚焦在________，应配戴________矫正。

二、单项选择题

1. 沙眼的后遗症与并发症下列哪项是错误的 （　　）
   A. 睑内翻及倒睫　B. 眼干燥症　C. 慢性泪囊炎
   D. 虹膜后粘连　E. 角膜溃疡
2. 正常人眼压是 （　　）
   A. 6～18 mmHg　B. 10～21 mmHg　C. 12～20 mmHg
   D. 14～24 mmHg　E. 20～30 mmHg
3. 无明显症状、不知不觉中失明的眼病是 （　　）

A. 开角性青光眼　　B. 先天性青光眼　　C. 继发性青光眼
D. 青光眼睫状体炎综合征　E. 以上都不是

4. 外睑腺炎的手术护理正确的是　（　）
A. 在皮肤上作与睑缘平行之切口
B. 在皮肤上作与睑缘垂直之切口
C. 在睑结膜面作与睑缘平行之切口
D. 在睑结膜面作与睑缘垂直之切口
E. 以上都不是

5. 化学性眼外伤的急救护理首选　（　）
A. 包扎患眼　　B. 立即用抗生素　　C. 到医院急救处理
D. 就地用清水冲洗　　E. 1%阿托品散瞳

6. 下列组织中，属于纤维膜的是　（　）
A. 角膜　　B. 巩膜　　C. 角巩膜缘
D. 以上均是　　E. 以上均不是

7. 房水是由下列哪一项形成的　（　）
A. 睫状体　　B. 脉络膜　　C. 小梁网
D. 虹膜　　E. 视网膜

8. 鼻泪管开口于　（　）
A. 上鼻道　　B. 中鼻道　　C. 下鼻道
D. 鼻前庭　　E. 蝶筛隐窝

9. 下列对于虹膜后粘连的描述，不正确的有　（　）
A. 瞳孔缩小
B. 瞳孔边界不整齐，形状不规则
C. 对光反应迟钝或消失
D. 散瞳后瞳孔均呈圆形
E. 可继发青光眼

10. 受外展神经支配的肌肉是　（　）
A. 上直肌　　B. 下直肌　　C. 内直肌
D. 外直肌　　E. 上斜肌

11. 检查某人视力，能在 3 m 处看清 0.1 行字符，其实际视力应为　（　）
A. 0.03　　B. 0.06　　C. 0.3
D. 0.6　　E. 0.1

12. 目前我国致盲的首位原因是　（　）
A. 眼外伤　　B. 青光眼　　C. 沙眼
D. 白内障　　E. 糖尿病性视网膜病变

13. 面神经麻痹可引起　（　）
A. 上睑下垂　　B. 睑内翻　　C. 睑外翻
D. 睑裂闭合不全　　E. 睑裂增宽

14. 视力突然下降的疾病下列哪项不是　（　）
A. 视网膜动脉阻塞　　B. 视网膜静脉阻塞

C. 视网膜脱离　　D. 急性闭角型青光眼
E. 年龄相关性白内障

15. 急性闭角型青光眼的诱因是　　(　　)
A. 情绪激动　　B. 过度疲劳　　C. 气候突变
D. 外眼术后遮盖时间过长　　E. 以上均是

16. 视交叉损害典型的视野改变是　　(　　)
A. 双眼鼻侧偏盲　　B. 双眼颞侧偏盲　　C. 双眼上方偏盲
D. 双眼下方偏盲　　E. 双眼失明

17. 屈光不正应包括　　(　　)
A. 远视、近视　　B. 远视、老视　　C. 近视、远视、弱视
D. 近视、远视、散光、老视　　E. 近视、远视、散光

18. 弱视治疗最主要和最有效的护理措施是　　(　　)
A. 散瞳　　B. 遮盖法　　C. 手术矫正
D. 远眺练习　　E. 尚无有效的方法

19. 正常人双眼眼压差一般不大于　　(　　)
A. 3 mmHg　　B. 5 mmHg　　C. 8 mmHg
D. 10 mmHg　　E. 11 mmHg

20. 糖尿病易引起的白内障为　　(　　)
A. 代谢性白内障　　B. 并发性白内障　　C. 先天性白内障
D. 老年性白内障　　E. 放射性白内障

21. 正常人摘除晶状体后，其屈光状态变成了　　(　　)
A. 高度远视　　B. 轻度远视　　C. 高度近视
D. 轻度近视　　E. 高度散光

22. 病毒性结膜炎分泌物是　　(　　)
A. 黏液性或脓性　　B. 水样或黏液性　　C. 黏稠丝状
D. 脓性　　E. 豆渣样

23. 急性闭角型青光眼不出现的身体状况是　　(　　)
A. 视网膜水肿　　B. 角膜浑浊　　C. 瞳孔散大
D. 眼压升高　　E. 混合充血

24. 房水闪辉不见于　　(　　)
A. 急性闭角型青光眼　　B. 急性虹膜睫状体炎　　C. 角膜溃疡
D. 急性结膜炎　　E. 眼顿挫伤

25. 下列症状中不属于前葡萄膜炎的身体状况是　　(　　)
A. 眼痛　　B. 眼红　　C. 分泌物增多
D. 视物模糊　　E. 畏光、流泪

26. 下列不属于白内障术前准备的是　　(　　)
A. 血糖检查　　B. 冲洗泪道　　C. 缩瞳
D. 降眼压　　E. 点抗生素眼液

27. 急性闭角型青光眼的药物护理不包括下列哪项　　(　　)
A. 1%毛果芸香碱滴眼液　　B. 0.25%噻吗心安滴眼液

C. 0.25% 托吡卡胺滴眼液　　D. 醋氮酰胺
E. 20%甘露醇

28. 下列哪项不是视网膜脱离的身体状况　　(　　)
A. 眼前闪光感　　B. 眼前黑影飘动　　C. 视力下降
D. 视野缺损　　E. 眼压升高

29. 中心性浆液性脉络膜视网膜病变多见于　　(　　)
A. 儿童　　B. 中青年女性　　C. 中青年男性
D. 老年女性　　E. 老年男性

30. 新生儿泪囊炎护理措施首选　　(　　)
A. 泪道冲洗　　B. 泪道探通　　C. 泪囊按摩
D. 大剂量抗生素　　E. 以上都不是

三、名词解释

1. 眼压
2. 视路
3. 沙眼
4. 干眼症
5. 青光眼
6. 白内障
7. 交感性眼炎
8. 视网膜脱离
9. 老视
10. 弱视

四、问答题

1. 哪些情况可以诱发青光眼？
2. 怎样进行近视的健康指导？
3. 简述点眼药水的注意事项。
4. 白内障病人的术后护理主要有哪些？
5. 细菌性角膜炎预后怎样？一般护理措施有哪些？

试卷二

一、填空题

1. 鼻由________、________、________组成。
2. 鼻腔外侧壁自上而下有三个呈阶梯状排列的长条骨片，外覆黏膜，依次称为________、________、________。
3. 前组鼻窦包括________、________、________，均开口于____________；后组鼻窦包括________和________，分别开口于________、________。
4. 鼻腔易出血区在中老年人是____________________，青年人是________。
5. 鼻咽癌的好发部位是________，早期首选治疗方法是________。
6. 鼻的功能主要有____________、____________、____________。
7. 喉部主要的软骨有________、________、________。环甲膜位于________和________之间。
8. 喉腔由声带分隔，可分成________、________、________三部分。
9. 喉的神经有________和________。喉返神经在颈部两侧走行途径有所不同，右侧绕过____________返喉，左侧绕过____________返喉。
10. 喉的功能主要有________、________、________。
11. 中耳包括________、________、________和________四部分。
12. 成人外耳道长约________cm，外侧1/3为________，内侧2/3为________。
13. 中耳腔内有三块听小骨，即________、________、________。
14. 以________为界将口腔分为两部分，前外侧部为________，后内侧部为________。
15. 乳牙共________个，________月萌出第一颗，________岁出齐；恒牙共________个，________岁开始萌出。
16. 牙周组织包括________、________和________。
17. 颌面部的运动神经有________、________和____________________，感觉神经主要有________和________。
18. 龋病的四联因素是________、________、________和________。
19. 急性化脓性中耳炎的感染途径有________、________、________。
20. 梅尼埃病是由________引起的内耳非炎症性疾病，主要身体状况为________、________、________、________。

二、单项选择题

1. 咽鼓管咽口距下鼻甲后端的距离为 （　　）

   A. 1～1.5 cm　B. 2～2.5 cm　C. 3 cm　D. 4 cm

2. 借助压舌板检查口咽部时可见部位有，除外 （　　）

   A. 咽腭弓、舌腭弓　B. 咽隐窝　C. 腭扁桃体　D. 悬雍垂

3. 光锥位于鼓膜的 （　　）

   A. 前上方　B. 前下方　C. 后上方　D. 后下方

4. 鼻疖最突出的症状是 （　）

A. 鼻塞　B. 鼻涕多　C. 鼻痛　D. 嗅觉减退

5. 麻黄素滴鼻液禁用于下列哪型鼻炎 （　）

A. 急性鼻炎　B. 单纯性鼻炎

C. 肥厚型鼻炎　D. 萎缩型鼻炎

6. 鼻息肉的鼻塞性质为 （　）

A. 间歇性鼻塞　B. 交替性鼻塞

C. 持续性鼻塞　D. 鼻塞伴经常性鼻出血

7. 患者淋雨后出血头痛、鼻塞、打喷嚏、流清涕，检查见鼻黏膜充血，双下鼻甲肿胀，可诊断为 （　）

A. 急性鼻炎　B. 慢性鼻炎

C. 过敏性鼻炎　D. 萎缩性鼻炎

8. 持续性鼻塞、鼻黏膜肿胀、下鼻甲呈桑葚状为 （　）

A. 单纯性鼻炎　B. 肥厚性鼻炎

C. 过敏性鼻炎　D. 上颌窦炎

9. 某女，21 岁，常鼻痒、流清涕、打喷嚏，检查见鼻黏膜苍白水肿，最可能的诊断为 （　）

A. 慢性鼻炎　B. 过敏性鼻炎

C. 鼻息肉　D. 鼻腔异物

10. 急性额窦炎的疼痛特点是 （　）

A. 晨起轻，午后重　B. 晨起重，午后更重

C. 晨起重，午后减轻，晚上消失　D. 白天轻，晚上重

11. 疑有咽后脓肿进行检查或治疗时应采取的体位是 （　）

A. 坐位　B. 侧卧位

C. 平卧位　D. 仰卧垂头位

12. 扁桃体术后护理下列哪项是错误的 （　）

A. 注意术后出血　B. 无出血时鼓励病人进食

C. 必要时做颈部冷敷　D. 立即漱口

13. 患者出现回吸涕带血、耳鸣、听力下降及头痛等症状，应考虑为 （　）

A. 喉癌　B. 上颌窦癌　C. 鼻咽癌　D. 中耳癌

14. 一幼儿患者夜间突然出现“空、空”样咳嗽及哮鸣音，伴有声嘶及轻度呼吸困难，应考虑为 （　）

A. 急性喉炎　B. 急性喉气管异物

C. 急性扁桃体炎　D. 急性会厌炎

15. 急性化脓性中耳炎出现鼓膜穿孔后禁用 （　）

A. 4%硼酸酒精　B. 氧氟沙星滴耳液

C. 2%酚甘油　D. 氯霉素滴耳液

16. 一喉阻塞患儿安静时无呼吸困难表现，哭闹时出现喉鸣及鼻翼扇动，胸骨上窝及肋间隙轻度凹陷，此属 （　）

A. 一度呼吸困难　B. 二度呼吸困难

C. 三度呼吸困难　D. 四度呼吸困难

17. 关于急性会厌炎的临床表现错误的是 （ ）

A. 起病急骤，有畏寒、发热等全身症状
B. 咽痛剧烈
C. 吞咽困难
D. 重症病人有呼气性呼吸困难

18. 喉阻塞病人烦躁不安，三凹征明显，呼吸浅速，口唇紫绀，四肢厥冷，脉速，濒临窒息，此时治疗方法是 （ ）

A. 吸氧
B. 紧急气管插管
C. 立即行气管切开
D. 给予呼吸兴奋剂

19. 气管切开术后护理措施中不正确的是 （ ）

A. 保持气管套管通畅，及时吸除管内分泌物
B. 套管内滴入湿化液
C. 定期将外管和内管拔出清洗消毒后重新插入
D. 严格无菌操作

20. 不是急性化脓性中耳炎常见症状的是 （ ）

A. 耳痛
B. 面瘫
C. 耳流脓
D. 耳鸣及听力减退

21. 晚期慢性化脓性中耳炎胆脂瘤型耳聋多是 （ ）

A. 轻度传导性耳聋
B. 重度传导性耳聋
C. 感音神经性耳聋
D. 混合性耳聋

22. 下列哪项措施不宜在梅尼埃病发作期选用 （ ）

A. 卧床休息
B. 多饮水
C. 低脂肪、低盐饮食
D. 对反复发作者应配合心理治疗与护理

23. 拔牙术前护理正确的是 （ ）

A. 避免空腹拔牙
B. 避免经期拔牙
C. 询问病史
D. 以上均是

24. 急性牙髓炎病人身体状况不正确的是 （ ）

A. 自发性痛
B. 阵发性痛
C. 夜间痛加剧
D. 能够指出患牙

25. 急性根尖周炎首要的护理措施是 （ ）

A. 缓解疼痛
B. 根管治疗
C. 牙髓塑化
D. 拔除患牙

26. 牙周炎的身体状况下列哪项不是 （ ）

A. 牙周袋形成
B. 牙龈溢脓
C. 牙齿松动
D. 牙体破坏

27. 与口腔单纯疱疹无关的是 （ ）

A. 儿童多见
B. 上呼吸道感染
C. 病毒感染
D. 白色念珠菌

28. 与冠周炎相关的是 （ ）

A. 下颌第三磨牙
B. 18～25 岁

C. 盲袋　　D. 以上均是

29. 口腔颌面部损伤潜在并发症的护理诊断正确的是　（　）

A. 窒息　　B. 出血　　C. 感染　　D. 以上均是

30. 在口腔诊治过程中，医护人员密切配合的操作技术是　（　）

A. 一手操作技术　　B. 二手操作技术

C. 三手操作技术　　D. 四手操作技术

三、问答题

1. 慢性单纯性鼻炎与慢性肥厚性鼻炎的身体状况有何不同?
2. 对鼻出血的病人的护理应注意什么?
3. 慢性鼻窦炎的护理措施有哪些?
4. 扁桃体术后护理措施有哪些?
5. 急性喉炎的护理及预防应注意什么?
6. 气管切开术的术后护理有哪些?
7. 耳部手术术前准备有哪些?
8. 对梅尼埃病病人的护理应注意哪些问题?
9. 怎样实现急性牙髓炎疼痛缓解或消失的护理目标?
10. 如何对牙周炎病人进行健康指导?

参考答案

试卷一

一、填空题

1. 眼球　视路　眼附属器
2. 虹膜　睫状体　脉络膜　2.5～4 mm
3. 房水　晶状体　玻璃体　血管　神经
4. 睑结膜　球结膜　穹隆结膜
5. 角膜　房水　晶状体　玻璃体
6. 泪点　泪小管　泪囊　鼻泪管
7. 视力障碍　视野改变
8. 急性化脓性　外睑腺炎　内睑腺炎
9. 淋球菌　生殖器分泌物　患眼分泌物　母体产道
10. 临床前期　先兆期　急性发作期　间歇期　慢性期　绝对期
11. 感知改变　自理缺陷　潜在并发症　社交障碍　有外伤的危险　人工晶体
12. 屈光系统　视网膜之前　凹透镜

二、单项选择题

1. D　2. B　3. A　4. A　5. D　6. D　7. A　8. C　9. D　10. D　11. B　12. D　13. D　14. E　15. E　16. B　17. E　18. B　19. B　20. A　21. A　22. B　23. A　24. D　25. C　26. C　27. C　28. E　29. C　30. C

三、名词解释

1. 眼球内容物作用于眼球壁的压力称眼压。
2. 视觉信息从视网膜光感受器开始到大脑枕叶视中枢的传导径路称为视路。
3. 沙眼是由沙眼衣原体引起的一种慢性传染性结膜炎。
4. 干眼症是指泪液分泌不足、蒸发过多或其质量异常导致泪膜稳定性降低，进而引起眼表病变为特征的多种病症的总称。
5. 青光眼是一组以视神经萎缩和视野缺损为共同特征的疾病，病理性眼压增高是其主要危险因素。
6. 任何原因引起晶状体浑浊而影响视力者均称为白内障。
7. 发生于一眼穿通伤或内眼手术后的双侧肉芽肿性全葡萄膜炎称交感性眼炎。受伤眼称诱发眼，另一眼称交感眼。
8. 视网膜脱离是指视网膜的神经上皮层与色素上皮层之间的分离，可分为裂孔性、非裂孔性及牵引性三大类。
9. 老视，又称老花，是指随着年龄增加，眼的调节功能日益减退，近距离阅读或工作感觉困难的现象。
10. 弱视是指在视觉发育期间，由于各种原因造成视觉细胞的有效刺激不足，从而造成矫正视力低于同龄正常儿童。

四、问答题

1. 目前认为眼轴短、前房浅及前房角窄是其主要的解剖因素；情绪激动、精神创伤、过度劳累、气候突变、暴饮暴食、散瞳后或暗室内停留时间太长、局部或全身抗胆碱类药的应用等是本病常见的诱因。

这些诱发因素造成房角机械性阻滞，房水排出受阻而急速蓄积，从而导致眼压急剧升高。

2. 开展青少年近视眼的防治健康教育，坐姿端正，眼与书本距离保持25～30 cm左右，不在乘车、走路、卧床、阳光照射或暗光下看书。用眼1小时后应休息10分钟左右并远眺或做眼保健操，使眼部调节放松。学习环境光线要充足，照明应无眩光或闪烁，黑板无反光，桌椅高度适合。定期检查视力，如有异常及时矫治。

3. ①滴药前操作者要先洗手，严格查对眼药水及所滴眼别，检查眼药水有无絮状沉淀等变质现象。②滴药时动作要轻柔，勿压迫眼球。注意眼药水不要直接滴在角膜上。 ③眼药瓶或滴管口勿触及眼球表面、眼睑和睫毛，避免污染或划伤。 ④滴用阿托品等毒性药品时，滴后立即按压泪囊区2～3分钟，以免药液吸收引起中毒。 ⑤多种眼药同用时，宜间隔5分钟左右，以免影响吸收。

4. ①术毕眼垫遮盖双眼，用平车或轮椅将病人推回病房。嘱病人安静卧床休息，头部放松，避免头部震动(如咳嗽、喷嚏、擤鼻、大声说笑等)、低头及弯腰，预防人工晶体移位。 ②遵医嘱使用抗生素。③按时巡视病人，注意询问和观察眼部及全身情况。注意眼垫有无松脱、移位、渗血或渗液。嘱病人不要弄湿、污染和自行拆开眼垫。术后换药时所用的眼药水应为新开封的，敷料每日更新，浸泡器械的溶液应及时按期更换，以免发生感染。 ④术后给予易消化饮食，多进食蔬菜和水果，保持大便通畅，如3天无大便应给予缓泻剂通便，避免过度用腹压，否则对创口不利。 ⑤教会病人保护术眼，3～6个月内避免重体力劳动、剧烈运动和低头作业，不能用力擦眼或碰撞。

5. ①细菌性角膜炎如得不到及时有效的治疗，可发生角膜穿孔，甚至眼内感染致眼球萎缩。即使药物能够控制，也可能遗留角膜瘢痕、角膜新生血管、角膜葡萄肿等后遗症，严重影响视力，甚至失明。②一般护理措施：保持环境安静，保证充分睡眠休息，避免光线刺激。加强营养，补充多种维生素和高蛋白，提高机体抵抗力，促进溃疡面愈合。向病人介绍细菌性角膜炎的病因、预后及防治知识，消除紧张、焦虑心理，使病人情绪稳定，积极配合治疗和护理。嘱病人勿挤压眼球，勿用力咳嗽、打喷嚏、做屏气动作，预防角膜穿孔。

试卷二

一、填空题

1. 外鼻　鼻腔　鼻窦
2. 上鼻甲　中鼻甲　下鼻甲
3. 上颌窦　额窦　前组筛窦　中鼻道　后组筛窦　蝶窦　上鼻道　蝶筛隐窝
4. 鼻腔后部　鼻腔前部
5. 咽隐窝　放疗
6. 呼吸功能　嗅觉功能　共鸣功能
7. 甲状软骨　会厌软骨　环状软骨　甲状软骨　环状软骨
8. 声门上区　声门区　声门下区
9. 喉返神经　喉上神经　右锁骨下动脉　主动脉弓
10. 呼吸功能　发音功能　保护功能
11. 鼓室　咽鼓管　鼓窦　乳突
12. 2.5～3.5　软骨部　骨部
13. 锤骨　砧骨　镫骨
14. 牙列　口腔前庭　固有口腔
15. 20　6～8　2.5～3　32　6～7
16. 牙龈　牙周膜　牙槽骨
17. 面神经　舌下神经　三叉神经第三支的前股神经　三叉神经　舌咽神经
18. 细菌　食物　宿主　时间
19. 咽鼓管　鼓膜　血行

20. 膜迷路积水　眩晕　耳聋　耳鸣　耳内闷胀感

二、单项选择题

1. A　2. B　3. B　4. C　5. D　6. C　7. A　8. B　9. B　10. C　11. D　12. D　13. C　14. A　15. C　16. A　17. D　18. C　19. C　20. B　21. D　22. B　23. D　24. D　25. A　26. D　27. D　28. D　29. D　30. D

三、问答题

1. 慢性单纯性鼻炎表现为交替性鼻塞，少量黏涕。检查见鼻黏膜暗红，鼻甲肿大，但表面光滑、质软，对血管收缩剂反应敏感。慢性肥厚性鼻炎表现为持续性鼻塞，嗅觉减退，黏脓涕多。检查见鼻黏膜暗红、肥厚，鼻甲肥大、质硬、表面不平，对血管收缩剂反应不敏感。
2. ①安定情绪：消除病人紧张情绪，沉着冷静地协助医师进行止血。嘱病人勿将血液咽下，密切监测病人脉搏、血压等生命体征变化。②饮食：避免辛辣燥热食物。③活动：避免剧烈运动、用力大便，以防血管压力突然变化而致再出血。
3. ①去除病因，提高机体抵抗力，治疗牙病。②鼻部滴药，用1%麻黄素生理盐水改善鼻腔通气引流。③鼻窦负压置换疗法。④上颌窦穿刺冲洗。⑤手术治疗。
4. ①体位：局麻病人术后取半卧位或平卧位，全麻病人在清醒前应取侧卧位，头部稍低。②饮食：术后4小时若无出血可进冷流质饮食，次日改用半流质饮食。③观察：观察术后伤口出血情况，颈部可用冰袋冷敷以利止血；观察术后有无感染及白膜生长情况。④治疗：遵医嘱使用抗生素，适当用镇静、止痛药。术后第二天开始应用复方硼砂液漱口，以保持局部清洁。
5. 嘱病人安静休息，严密观察呼吸变化，必要时可给予吸氧。减少患儿哭闹和活动，以免加重呼吸困难。多饮水，进易消化的食物。避免受凉、疲劳、上呼吸道感染，避免过度用嗓，禁烟、酒和刺激性食物。提高病人对疾病的认识，了解本病有窒息的危险，一旦发病应及时到医院就诊。
6. 对气管切开术病人术后主要的护理措施有：①吸引：随时吸尽呼吸道分泌物。②清洗：按时清洗消毒内套管。③湿化呼吸道：按时气管内滴药和雾化吸入。④固定：要防止套管脱出，检查套管系带是否系牢，松紧是否适度。⑤拔管：试堵管24～48小时后若无呼吸困难可拔管。拔管后仍注意观察呼吸情况。⑥健康教育：对带管出院者，应告知病人及家属相关注意事项。
7. 术前一日洗头，将术耳发际边缘周围5 cm区域内的毛发剃净，女病人应将余发梳向健侧并用发夹固定；清洁耳郭、外耳道和周围皮肤。局麻病人要教会吹口哨、鼓腮，以利于检查面神经是否损伤。
8. 发作期尽量卧床静息。环境应安静无噪音，室内宜暗，避免强光刺激。低盐饮食，适当控制人水量。忌烟、酒、浓茶等刺激性饮食。向病人及家属介绍梅尼埃病的防治和护理常识。指导出院病人保持良好的心态，合理安排工作和休息，劳逸结合。积极寻找病因并进行治疗，避免或减少本病复发。
9. ①开髓减压：最有效的止痛方法是开髓减压，用牙钻或探针将髓腔穿通，建立引流，以减小压力，缓解疼痛。开髓前，应向病人说明钻牙的目的，进行心理安慰，消除恐惧心理，以取得病人的合作。开髓后可见脓血流出，护士抽吸温盐水协助冲洗髓腔，再放置丁香油小棉球于龋洞内，开放引流。②药物止痛：可用丁香油或樟脑酚棉球置于龋洞内暂时止痛，同时口服止痛药。
10. ①指导病人自我保健：要特别强调牙周炎的治疗效果与病人的口腔卫生习惯密切相关，尤其是在治疗后更应经常保持口腔卫生。应用有效正确的刷牙方法，坚持早晚刷牙，餐后漱口的良好习惯；学会用牙线、牙签剔除嵌塞食物。②定期口腔检查：去除致病因素、清除牙石，巩固治疗效果。正常情况下应该不少于2次/年。

主要参考文献

1. 王东.五官科护理技术.南京:东南大学出版社,2006
2. 惠延年.眼科学.6版.北京:人民卫生出版社,2005
3. 田勇泉.耳鼻咽喉—头颈外科学.6版.北京:人民卫生出版社,2005
4. 张志愿.口腔科学.6版.北京:人民卫生出版社,2004
5. 任重.眼耳鼻咽喉口腔科护理学.北京:人民卫生出版社,2002